Agnes Gruber

Aromapflege beim Hämodialysepatienten während der Shuntpunktion

Agnes Gruber

Aromapflege beim Hämodialysepatienten während der Shuntpunktion

Effekt der präventiven Lavendelölinhalation auf das Schmerzempfinden beim Hämodialysepatienten während der Shuntpunktion

Lehrbuchverlag

Imprint

Cover image: www.ingimage.com

Publisher:
Der Lehrbuchverlag
is a trademark of
International Book Market Service Ltd., member of OmniScriptum Publishing Group
17 Meldrum Street, Beau Bassin 71504, Mauritius

Printed at: see last page
ISBN: 978-620-0-27245-4

Dankesworte

Allen voran möchte ich meinem Betreuer, Herrn Assoc.-Prof. Mag. Dr. Gerhard Müller, MSc, welcher mich während der letzten zwei Jahre meines Studiums und vor allem beim Verfassen dieser Arbeit begleitet hat, bedanken.

Ein besonderer Dank gilt den Mitarbeitern des Dialysezentrums Wien Donaustadt, im Besonderen Pflegedirektor Michael Oswald, der durch sein Engagement die vorliegende Studie erst ermöglichte und alle organisatorischen Angelegenheiten seitens des Dialysezentrums managte. Ein weiterer Dank gilt dem ärztlichen Direktor Priv.-Doz. Dr. Matthias Lorenz, der aus medizinischer Sicht die Studie absicherte. Weiters möchte ich den Bereichsleitungen Roland Reich, DGKP und Sabrina Binder, DGKP mit ihren Teams recht herzlich danken. Sie ermöglichten erst die Durchführung meiner Studie.

Ein weiterer Dank gilt meinen Arbeitskollegen der internen Intensivstation des Landesklinikums Horn, ohne ihre Flexibilität bezüglich des Dienstplans wäre die Studie und vor allem das gesamte Studium nicht möglich gewesen.

Ganz besonderes möchte ich meiner Familie und meinen Freunden danken. Sie standen und stehen mir beim Erreichen meiner Ziele stets motivierend zur Seite und bauen mich bei Rückschlägen wieder auf, auch wenn ich in den letzten zwei Jahren etwas weniger Zeit für sie hatte. Ohne euch wäre vieles nicht möglich. Nicht zu vergessen sind meine persönlichen „Lektoren“, welche mir ehrliche Rückmeldungen bezüglich meiner Arbeit gegeben haben.

Kurzfassung

Hintergrund: Mehr als die Hälfte der Hämodialysepatienten müssen mindestens einmal pro Dialyse punktiert werden. Das löst bei fast der Hälfte dieser Patienten Angst aus, kann zu Depressionen und somit zur Verringerung der Lebensqualität führen oder die Patienten dazu veranlassen, die Hämodialyse aufzugeben. Aromapflege stellt hier eine leicht anzuwendende, schnell wirksame und günstige Methode dar, um Schmerzen bei der Shuntpunktion zu lindern.

Ziel der Untersuchung: Das Ziel der Masterarbeit ist es, den Effekt der präventiven Lavendelölinhalation auf das Schmerzempfinden während der Shuntpunktion bei Hämodialysepatienten zu untersuchen.

Methodik: Dieses Cross-over Design wurde an 27 Hämodialysepatienten, mit arteriovenösen Fistel am Dialysezentrum Wien Donaustadt im Jahr 2018 durchgeführt. Die Schmerzintensität wurde mittels visueller analog Skala (VAS) in drei unterschiedlichen Stadien nach der Punktion der arteriellen Kanüle gemessen und anschließend mittels Wilcoxon-Test ausgewertet.

Ergebnisse: Die Untersuchung ergab keinen statistisch signifikanten Unterschied im Schmerzscore der Baseline verglichen mit der Mandelölinhalation (p=0,21), der VAS der Baseline verglichen mit der Lavendelölinhalation (p=0,63) sowie der Schmerzscore der Mandelölinhalation und der Lavendelölinhalation (0,06).

Schlussfolgerungen: Die Ergebnisse dieser Studie zeigten keine schmerzreduzierende Wirkung der Lavendelölinhalation bei der Shuntpunktion bei Hämodialysepatienten.

Schlüsselwörter: Aromapflege, Lavendel, Inhalation, Hämodialyse, Shuntpunktion

Abstract

Background: More than half of the hemodialysis patients need to be punctured at least once per dialysis. This induces fear in nearly half of the patients which can lead to depression and therefore to reduced quality of life or it can cause patients to stop hemodialysis. Aromatherapy is easy to apply, inexpensive and fast acting to decrease pain during arteriovenous fistula puncture.

Aim of the study: The aim of this master's thesis is to investigate the effect of preventive lavender oil inhalation on feeling pain during shunt puncture of hemodialysis patients.

Methods: This cross-over design was done on 27 hemodialysis patients with arteriovenous fistula at the Dialysis Center Wien Donaustadt in the year 2018. The pain intensity was measured via visual analog scale (VAS) in three different stages after the puncture with the arterial cannula. Wilcoxon-Test was used compare the pain scores.

Results: There was no significant difference of the VAS baseline compared to almond oil inhalation (p=0.21), the pain intensity baseline compared to lavender oil inhalation (p=0.63) as well as VAS of almond oil inhalation and lavender oil inhalation (p=0.06).

Conclusion: The results of this study did not show a pain reducing effect of lavender oil inhalation during shunt puncture of hemodialysis patients.

Keywords: Aromatherapy, Lavender, Inhalation, Heamodialysis, Cannulation

Inhaltsverzeichnis

Abbildungsverzeichnis

Tabellenverzeichnis

1 Einleitung

Patienten mit terminaler Niereninsuffizienz leiden aufgrund der Art ihrer Erkrankung und der damit verbundenen Interventionen an starken Schmerzen (Kafkia, Vehvilainen-Julkunen, Zyga & Sapountzi-Krepia, 2018). Das betrifft rund die Hälfte der Hämodialysepatienten, welche unterschiedliche Schmerzen mit oft vielfältigen Ursachen angeben. Darunter fallen unter anderem Muskelschmerzen, periphere Neuropathien, Krämpfe und Schmerzen bei der Shuntpunktion (Davison, 2003). Als größtes Problem bei der Hämodialyse beschreiben die Patienten den Schmerz bei der Punktion (Bay, Van Cleef & Owens, 1998). Somit leiden Hämodialysepatienten zusätzlich zu den Schmerzen, die durch die Krankheit selbst versursacht werden, an klinisch zugefügten Shuntpunktionsschmerzen (Figueiredo, Viegas, Monteiro & Poli-De-Figueiredo, 2008; Montero, Arellano, Abad, Gómez & Galán, 2004).

Die Hämodialysebehandlungen werden üblicherweise dreimal pro Woche durchgeführt und beinhalten mindestens eine Punktion im arteriellen und eine Punktion im venösen Bereich des vaskulären Zugangs (Figueiredo et al., 2008; Montero et al., 2004). Punktiert wird mit Stahlnadeln, welche eine Kanülenstärke von 15 bis 17 Gauge aufweisen (Nowack, Brick & Weinreich, 2009, S. 74). Das sind für Hämodialysepatienten mit Shunt rund 300 Punktionen pro Jahr. Diese wiederholte Punktion führt durch das Einreißen der Haut und das Durchstoßen der Gefäßwand zu erheblichen Schmerzen (Figueiredo et al., 2008; Montero et al., 2004).

Fast jeder zweite Hämodialysepatient (47%) mit Shunt hat Angst vor der Punktion (McLaughlin, Manns, Mortis, Hons & Taub, 2003), wobei ein Fünftel dieser Patienten den Schmerz der Punktion als unerträglich betrachtet. Die

Wiederholung dieses Schmerzes bei jeder Dialysebehandlung kann zu Depressionen und zu einer Verringerung der Lebensqualität führen (Harris et al., 2012). Weiters zeigen Quinn et al. (2008) in ihrer Studie auf, dass der Punktionsschmerz einer der Faktoren ist, der Hämodialysepatienten über 65 Jahre dazu veranlasst, die Hämodialyse aufzugeben. Schmerzen gehören zu den schlimmsten Befürchtungen von Patienten, welche die Hämodialyse neu beginnen (Mafara, Magarey & Rasmussen, 2016). Der größte angstauslösende Faktor bei Hämodialysepatienten allgemein sind mögliche Schmerzen und Komplikationen bei der Punktion (Wilson & Harwood, 2017; Taylor et al., 2016). Die Shuntpunktion ist jedoch für die lebenserhaltende Behandlung zwingend notwendig. Das Wissen darüber erzeugt bei den Hämodialysepatienten zusätzlichen Stress und dadurch Angst (Taylor et al., 2016). Weitere psychische Stressoren sind bei Hämodialysepatienten die Angst vor Komplikationen mit der arteriovenösen Fistel, Limitationen im Trinkverhalten, eine geringere Lebensqualität und die ständigen Fahrten ins Dialysezentrum. Dazu kommen noch die physischen Stressoren wie Fatigue, fehlende Zeit und fehlender Platz für Erholung und die limitierenden physischen Funktionen hinzu (Gorji et al., 2013). Da die Behandlung meist dreimal wöchentlich ohne Unterbrechung notwendig ist, haben Hämodialysepatienten keine Pause von ihren Schmerzen und ihrer Angst (Taylor et al., 2016). Generell wünschen sich die Patienten eine möglichst schmerzfreie Punktion. Die Schmerzen bei der Shuntpunktion variieren von Patient zu Patient und führen häufig zu Angstzuständen, da sich die Patienten im Vorfeld über mögliche Probleme während der Punktion Gedanken machen und hoffen, dass ihre Hämodialysebehandlung gut verlaufen wird (Wilson & Harwood, 2017). Die Hämodialysepatienten tolerieren Schmerzen, weil sie leben wollen. Sie beschreiben, dass es notwendig ist, herauszufinden, mit dem Punktionsschmerz umzugehen, wussten aber oft nicht wie. Denn vor allem zu Beginn der Hämodialyse ist der Schmerz stärker als im späteren Verlauf. Die

Patienten zeigen sich resigniert gegenüber dem Schmerz, akzeptieren ihn oder sind oft machtlos dagegen anzukämpfen (Wilson & Harwood, 2017). Mit der Zeit lernen die Patienten zwar mit dem Schmerz umzugehen, können ihre Copingstrategie jedoch nicht nennen (Wilson & Harwood, 2017).

Oft fühlen sich Hämodialysepatienten verletzlich, da sie, um ihre Gesundheit und ihr Wohlbefinden zu erhalten, auf das Personal in der Dialyseeinheit angewiesen sind (Mafara et al., 2016). Die Patienten geben an, dass die Pflegepersonen ihnen nicht helfen, die Schmerzen in den Griff zu bekommen. Den Tipp, eine anästhesierende Creme vor der Punktion aufzutragen, haben sie von Mitpatienten erhalten (Wilson & Harwood, 2017). Manche Hämodialysepatienten geben dem Pflegepersonal die Schuld an ihren Schmerzen und Hämatomen. Sie beschuldigen die Pflegepersonen, dass diese aufgrund der Punktionstechnik die Schmerzen verstärken (Mafara et al., 2016).

Diese ungünstigen Gefühle sowie die traumatischen Erfahrungen mit Nadeln können eine Nadelphobie verursachen, die dazu führen kann, dass eine medizinische Versorgung vermieden wird (Wright, Yelland, Heathcote, Ng & Wright, 2009). Zwischen Angst und akutem Schmerz besteht eine lineare Beziehung (Tokmak et al., 2015; Carr, Thomas & Wilson-Barnet, 2005). Schmerzen und Emotionen haben auch gemeinsame sprachliche und neurologische Wege (Kross, Berman, Mischel, Smith & Wager, 2011).

Im Schmerzmanagement ist die interprofessionelle Zusammenarbeit von großer Bedeutung (Subramanian, Ramasamy, Hoong, Chinna & Rosli, 2014), wobei die Pflegeperson über zielgruppenspezifisches, aktuelles Wissen zu nicht-medikamentösen Maßnahmen der Schmerzlinderung und deren möglichen Kontraindikationen verfügen sollte (Schmid, 2016, S. 73). Um die

Schmerzen effektiv und individuell beurteilen und bewältigen zu können, müssen die Angehörigen der Gesundheitsberufe mit den verschiedenen Arten sowie der Äthiologie des Schmerzes und mit den derzeitigen Behandlungsmethoden vertraut sein. Dazu ist die Ausarbeitung eines dementsprechenden Lehrplans und die fortlaufende Ausbildung der behandelnden Personen notwendig, damit diese aus einer Anzahl an Behandlungen die, für den Patienten richtige individuelle Behandlung wählen können, um die Schmerzen des Patienten zu senken und somit die Lebensqualität zu verbessern (Kafkia et al., 2018). Speziell für Hämodialysepatienten wurden NANDA-I Pflegediagnosen entwickelt, wo auch der Schmerz mit einbezogen wurde. Allerdings handelt es sich hier um den chronischen Schmerz. Der akute Schmerz wurde hier nicht beschrieben (Debone, Pedruncci, Candido, Marques & Kusumota, 2017).

Die Analgetika, welche die Patienten verschrieben bekommen und einnehmen, um Schmerzen im Shuntbereich zu reduzieren, sind unter anderem Paracetamol, Tramadol und starke Opiate, wobei 47,4% der Patienten, welche Analgetika einnehmen über Nebenwirkungen wie Obstipation, Müdigkeit oder Übelkeit klagen (Aitken et al., 2013). Außerdem ist die Rolle der Dialyse bei der Clearence eines Arzneimittels und seiner Stoffwechselprodukte sehr komplex. Die Eigenschaften des Arzneimittels und seiner Stoffwechselprodukte müssen ebenso berücksichtigt werden wie die technischen Faktoren im Zusammenhang mit dem Dialyseverfahren (Dean, 2004).

Aromatherapie stellt eine leicht anzuwendende, schnell wirksame, günstige und nicht invasive komplementäre Methode dar, um die Schmerzen bei der Shuntpunktion zu reduzieren und kann vom Pflegepersonal selbstständig durchgeführt werden (Aliasgharpour, Abbaszadeh, Mohammadi &

Kazemnejad, 2016). Die Verwendung von ätherischen Ölen zu Heilzwecken ist in der Volksmedizin seit der Antike bekannt. Heute geht der Trend wieder zurück zu natürlichen Medikamenten und Therapien (Buchbauer & Jirovetz, 1994). Ätherische Öle und Einzelduftstoffe haben eine signifikante und vorhersehbare Wirkung auf das zentrale Nervensystem (Dobetsberger & Buchbauer, 2011). Unterschiedliche ätherische Öle werden zur Reduktion der Schmerzsymptomatik angewendet, wobei Lavendelöl das generell am häufigsten verwendete Öl ist. Es wird bei Angst, Stress, Schlafstörungen und Schmerz eingesetzt (Johnson et al., 2016). Im Iran findet Lavendelöl zur Behandlung von schmerzhaften Zuständen traditionelle Verwendung, welche durch eine Studie an Mäusen bestätig wurde (Hajhashemi, Ghannadi & Sharif, 2003). Die Inhalation gilt als häufigste Art der Anwendung von ätherischen Ölen (Johnson et al., 2016). Wobei bei der Inhalation eine stärkere analgetische Wirkung nachgewiesen wurde als bei der oralen Gabe (Barocelli et al., 2004). Bei der Inhalation gelangen die Komponenten des ätherischen Öls durch die äußere Nasenöffnung (orthonasale Wahrnehmung) zum Riechfeld der Nase und wirken auf die Bronchialschleimhaut ein. Von dort gelangen die Komponenten in den Blutkreislauf (Steflitsch, Wolz & Buchbauer, 2013, S. 18). Für die Inhalation wird eine bestimmte Anzahl an Tropfen des ätherischen Öls auf einen Wattebausch oder ein Dufttuch getropft oder erfolgt unter anderem durch Inhalatoren, Kopfdampfbad-Inhalation, Bäder, Duftlampen und Kräuterkissen (Steflitsch et al., 2013, S. 18 & 347).

1.1 Epidemiologische Daten im Kontext der Dialyse

Die durchschnittliche globale Prävalenz von Patienten, welche an einer chronischen Nierenerkrankung leiden, beträgt 13,4%. In den Stadien drei bis fünf der chronischen Nierenerkrankung befinden sich 10,6% der Weltbevölkerung, wobei mehr Frauen als Männer daran erkrankt sind (Hill et al., 2016). Auch geographische Unterschiede sind zu betrachten. So ist das Risiko an einer chronischen Nierenerkrankung zu erkranken, in Europa, USA, Kanada und Australien höher, als im Saharagebiet und in Indien, was auf den hohen Bodey Mass Index und den hohen systolischen Blutdruck der Industrieländer zurückzuführen ist (Global Burden of Disease Study 2013 Collaborators, 2015).

Bei chronisch Nierenerkrankten ist in 23% Diabetes mellitus Typ 2, in 22% der Fälle eine vaskuläre Nephropathie und in weiteren 19% eine Schrumpfniere, die primäre renale Diagnose, was insgesamt rund zwei Drittel der chronisch Nierenerkrankten darstellt. Das letzte Drittel verteilt sich auf Glumerulonephritis, erbliche Nierenerkrankungen, Nephritis, Pyelonephritis, akutes Nierenversagen und Diabetes mellitus Typ 1 (Kramer, 2016).

Im Jahr 2015 gab es laut dem Jahresbericht der European Renal Association (Kramer et al., 2018) in den 36 untersuchten Ländern aus Europa, Russland und den Mittelmeerangrenzenden Ländern 550.000 Patienten, die eine Nierenersatztherapie erhalten haben, das entspricht 801 Patienten pro einer Million Einwohner. Diese 36 Länder weisen eine Gesamtpopulation von 683,4 Millionen Menschen auf, was rund 80% der europäischen Gesamtpopulation repräsentiert (Kramer et al., 2018). Zwischen den Ländern gibt es jedoch Unterschiede: So ist die Prävalenz in Portugal mit 1.824 Patienten mit Nierenersatztherapie pro eine Million Einwohner am höchsten. Im Vergleich dazu ist Russland das Schlusslicht mit 303 Patienten mit Nierenersatztherapie pro eine Million Einwohner. Österreich liegt hier im Mittelfeld mit 1.079 Patienten mit Nierenersatztherapie pro eine Million Einwohner im Jahr 2015, das entspricht rund 9.200 Patienten (Kramer et al., 2018), wobei jährlich geschätzte 1.000 Patienten die Dialysebehandlung neu beginnen. Das bedeutet eine Inzidenz von 124,5 Patienten pro eine Million Einwohner (Kramer, 2016).

In Österreich werden innerhalb eines Jahres 97.000 Hämodialysebehandlungen durchgeführt. Davon entfallen 62.000 Behandlungen auf Männer und 35.000 Behandlungen auf Frauen (Statistik Austria, 2018). Im internationalen Vergleich sind 60% der Patienten mit Nierenersatztherapie Männer und 40% Frauen, 42% sind 65 Jahre oder älter. Das durchschnittliche Alter bei Patienten mit Nierenersatztherapie liegt in den 36 Ländern bei 60,8 Jahren, hier liegt Österreich nah am Durchschnitt mit 61 Jahren (Kramer et al., 2018).

Der Großteil der Patienten der 36 Länder, nämlich 58%, werden hämodialysiert, 36% der Patienten mit Nierenersatztherapie wurden bereits transplantiert und die restlichen 5% führen die Peritonealdialyse durch (Kramer et al., 2018). Abbildung 1 zeigt die Entwicklung der Dialysepatienten in Österreich von 2006 bis 2015. In diesem Zeitraum war ein Anstieg von zirka 500 Hämodialysepatienten zu beobachten, wobei die Anzahl der Peritonealdialysepatienten nahezu gleich blieb (Kramer, 2016).

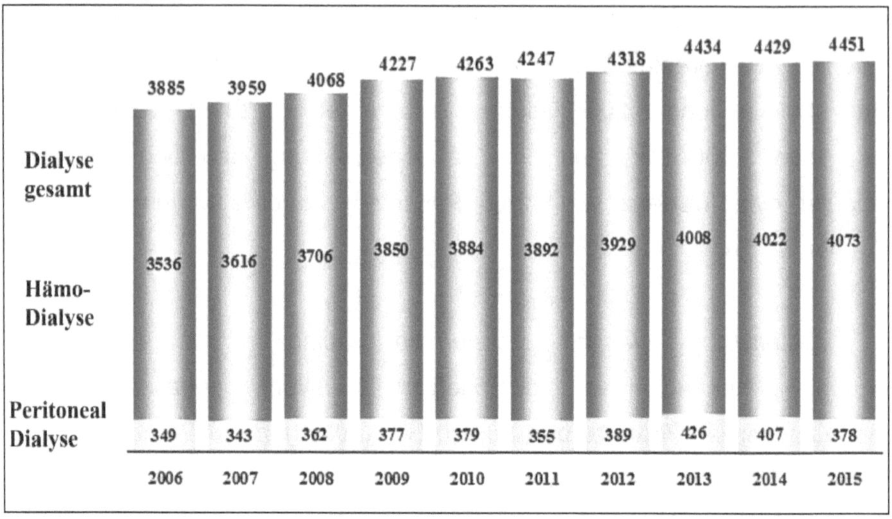

Abb. 1: Chronische Dialysepatienten an Hämo- und Peritonealdialyse von 2006-2015 (Anzahl der Patienten am 31. Dezember des jeweiligen Jahres) (Kramer, 2016)

Auch bei der Transplantation liegt Österreich im Mittelfeld mit 44 Transplantationen pro einer Million Einwohner, was im Jahr 2015 413 Transplantationen bedeutete. Davon entfallen 15% auf Lebendspenden, die restlichen 85% stammen von verstorbenen Personen (Kramer et al., 2018).

Österreichweit gibt es 67 Hämodialysezentren, wovon 51 Zentren direkt an Kliniken angeschlossen und nur 16 Zentren privatisiert sind. Eine diplomierte Gesundheits- und Krankenpflegeperson führt in Österreich pro Monat im Durchschnitt 54,5 Hämodialysen durch (Kramer, 2016). Bei 58,9% der österreichischen Hämodialysepatienten wird die Dialyse über eine native Fistel, auch Shunt genannt und bei rund 6,8% über ein Kunststoffinterponat durchgeführt. Weitere 33,7% der Hämodialysepatienten in Österreich erhalten die Hämodialyse über einen zentralvenösen Katheter und 0,7% über andere Zugänge (Kramer, 2016). In Abbildung 2 werden die Dialysezugänge der prävalenten Dialysepatienten vom 31. Dezember 2015 graphisch dargestellt.

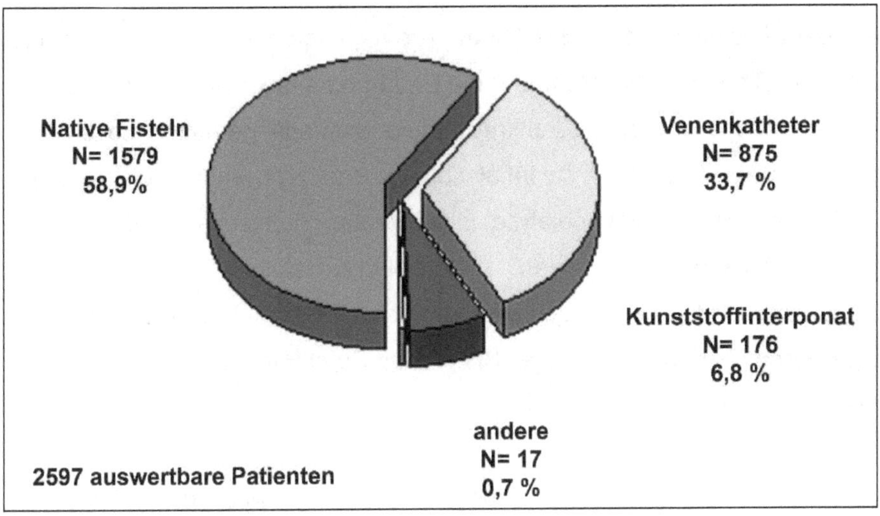

Abb. 2: Dialysezugänge bei prävalenten Dialysepatienten (31.12.2015) (Kramer, 2016)

1.2 Aufbau der Arbeit

Nach der Einleitung, wo auf das Thema Aromapflege hingeführt wurde, erfolgt im Kapitel „Theoretischer Rahmen“ die Erklärung einiger Begrifflichkeiten wie die Aromapflege, wobei hier konkret auf die Aromapflege mittels Lavendelöl, deren Wirkungsweise durch die Inhalation und deren Anwendung eingegangen wird. Weiters wird die Hämodialyse, inklusive der chronischen Gefäßzugänge und der Punktion beschrieben. Anschließend erfolgt die Definition des Schmerzes und die Beschreibung des biopsychosozialen Modells. Nachfolgend wird der derzeitige Stand der Forschung zum Thema dieser Arbeit dargestellt.

Im Kapitel Explikation der Problemdarstellung wird die Zielsetzung beschrieben. Weiters folgt das Kapitel Methodik mit der Forschungsfrage, der Beschreibung des Studiendesigns, dem Setting, der Stichprobe, der Intervention und der Erhebungsinstrumente und Variablen. Anschließend erfolgt die Darstellung des Datenerhebungsvorganges, der statistischen Analyse, der Endpunkte und der ethischen Aspekte. In den Ergebnissen werden die erhobenen Daten und deren statistische Auswertung zusätzlich in Tabellen und Grafiken dargestellt. Abschließend erfolgt die Diskussion der Ergebnisse mit der Methodischen Würdigung und den Limitationen der durchgeführten Studie, sowie den Handlungsempfehlungen für weitere Studien und der Schlussfolgerung.

2 Theoretischer Rahmen

Im Folgenden werden die Wirkung der Aromapflege, die Funktion der Hämodialyse, die einzelnen Aspekte des Schmerzes und das Biopsychosoziale Modell dargestellt. Anschließend erfolgt die Beschreibung des Forschungsstandes.

2.1 Aromapflege

Aromapflege ist der professionelle Einsatz von ätherischen Ölen im pflegerischen klinischen Bereich, welche in Form von pflegenden Anwendungen wie Hautpflege, Bäder, Waschungen, Wickel, Inhalationen, Einreibungen und leichte Massagen angewandt wird (Steflitsch et al., 2013, S. 6). Dabei aktivieren die ätherischen Öle die Selbstheilungskräfte des Körpers. Sie beeinflussen über das limbische System das vegetative Nervensystem und damit alle unbewusst ablaufenden Prozesse wie Stimmungslage, Atmung, Kreislauf und Verdauung. Außerdem kommt es über die Schaltzentrale der Hypophyse zu einer signifikanten Immunmodulation (Steflitsch et al., 2013, S. 9). Ätherische Öle wirken dabei nicht allein auf die Symptome ein, sondern setzen an der Ursache der Funktionsstörung und Erkrankung an, da sie auf Körper, Psyche und Abwehrsystem gleichermaßen stärkend einwirken. Fast 90% der Abläufe im Körper des Menschen werden vom vegetativen Nervensystem bestimmt, welches wiederum nachweislich von ätherischen Ölen beeinflusst werden kann (Steflitsch et al., 2013, S. 9). Ätherischen Öle besitzen durch ihre Komplexität eine Vielzahl an therapeutisch und pflegerisch nützlichen Eigenschaften. So sind sie unter anderem analgetisch, antimikrobiell, antiseptisch, epithelisierend, krampflösend und stimulierend wirksam (Steflitsch et al., 2013, S. 11). Diese Wirkungsvielfalt der ätherischen Öle verdeutlicht den Unterschied zwischen dem ganzheitlichen und dem punktuellen, systembezogenen Behandlungsansatz (Steflitsch & Steflitsch, 2008).

Aromatherapie wird definiert als eine kontrollierte Anwendung von ätherischen Ölen aus benannten Pflanzen, um dem Körper zu helfen, sich selbst zu heilen (Dunning, 2005). Diese Definition zeigt, dass ätherische Öle systematisch und kontrolliert verwendet werden. Dazu ist qualifiziertes Personal notwendig um eine angemessene Auswahl ätherischer Öle entsprechend der jeweiligen Beschwerden beziehungsweise Diagnosen auswählen zu können. So kann ein sicherer Einsatz und effektive Ergebnisse erzielt werden. Kontrolliert bedeutet in diesem Zusammenhang, die Verwendung von Qualitätsprodukten, die garantierte Sicherheit der Anwendung und die Beobachtung und Evaluation der Wirksamkeit der Öle (Dunning, 2005). Die Aromatherapiebehandlung ist die Kombination von ätherischen Ölen und deren Verabreichungsform. So kann diese unter anderem topisch angewandt oder beispielsweise durch eine Inhalation oder interne Anwendungen verabreicht werden (Dunning, 2005). Die Autorin konnte keine englischsprachigen Studien finden, in denen Aromapflege explizit beschrieben wird. Somit wird davon ausgegangen, dass im Englischen nicht zwischen Aromatherapie und Aromapflege unterschieden wird.

Ätherische Öle sind natürliche, von Pflanzen produzierte Duftstoffmischungen. Werden die Einzelmoleküle der Duftstoffe betrachtet, können sie auf zwei Arten auf den menschlichen Körper wirken. Einerseits wird der Geruchssinn angesprochen, wobei dies zu einer Sinneswahrnehmung mit den damit verbundenen Nebeneffekten wie dem Gefühlseindruck, den Erinnerungen und der reflektorischen Beeinflussung verschiedener Körperfunktionen führt (Steflitsch et al., 2013, S. 15). Andererseits werden die eingeatmeten Moleküle durch die Nasenschleimhaut und/oder die Bronchienschleimhaut resorbiert und gelangen so mit dem Blutstrom zu den Effektorganen. Dort rufen Duftstoffe eine naturwissenschaftlich nachweisbare physiologische und/oder pharmakologische Wirkung hervor (Steflitsch et al., 2013, S. 15). Es zeigt sich ein großer positiver Effekt bei der Verwendung von Aromatherapie im

Schmerzmanagement, welche eine günstige Alternative zum Standardschmerzmanagement darstellt, jedoch mit geringer Evidenz (Lakhan, Sheafer & Tepper, 2016).

2.1.1 Lavendelöl

Lavendelöl, auch echter Lavendel (Lavandula angustifolia oder Lavandula officinalis) genannt, gehört zur Familie der Lippenblütler und ist ein farblos bis blassgelbes Öl, welches durch Wasserdampfdestillation hergestellt wird. Der Geruch ist komplex, frisch, blumig und erinnert an eine blühende Pflanze (Steflitsch et al., 2013, S. 561). Lavendelöl enthält überwiegend Linalylacetat (43,1%), Linalool (32,7%), Carophyllen (4,9%) und Terpinen-4-ol (3,1%) (Evandri et al., 2005). Das ätherische Öl Lavendelöl fein stammt von der Pflanze Lavandula angustifolia ab, von welcher die Blütenrispen destilliert werden. Für einen Milliliter Öl werden 33 Tropfen des Lavendelöls fein benötigt (Steflitsch et al., 2013, S. 449). Für die biologische Aktivität von Lavendel scheinen die hydrophilen Einheiten der Linalool- und Linalylacetat-Moleküle von großer Bedeutung zu sein. Linalool ist bekannt dafür, dass es die Acetylcholin-Freisetzung und Kanalöffnungszeiten an den neuromuskulären Verbindungen hemmt. Daher kann die lokalanästhetische Aktivität von Lavendel auf einer Blockade der Natrium- oder Calciumkanäle beruhen (Ghelardini, Galeotti & Mazzanti, 2001). Lavendel hat eine beträchtliche antinozizeptive und auch analgetische Wirkung (Hajhashemi et al., 2003). Patienten empfinden unter Lavendelölinhalation die Intensität und die Ablehnung gegenüber Schmerzen als geringer. Lavendel scheint somit insbesondere die Affizierbarkeit gegenüber Schmerzreizen zu senken (Gedney, Glover & Fillingim, 2004).

2.1.2 Wirkungsweise Aromapflege durch die Inhalation

Die Aufnahme von ätherischen Ölen in den menschlichen Körper erfolgt hauptsächlich auf drei Wege: die orale Aufnahme, die Inhalation und die Absorption durch die Haut (Barocelli et al., 2004).

Die orale Aufnahme wird selten angewandt, da hier eine geringere Wirkung der ätherischen Öle festgestellt wurde (Barocelli et al., 2004). Von den zwei verbleibenden Möglichkeiten stellt die Inhalation eine sehr wirksame Methode und häufige Art der Anwendung dar (Johnson et al., 2016). Aber auch die topische Anwendung über die Haut hat sich bewährt (Ghods, Abforosh, Ghorbani & Asgari, 2015).

In Abbildung 3 wird die Verstoffwechselung der ätherischen Öle in Bezug auf die unterschiedliche Art der Anwendung graphisch dargestellt, wobei die Inhalation genauer beschrieben wird.

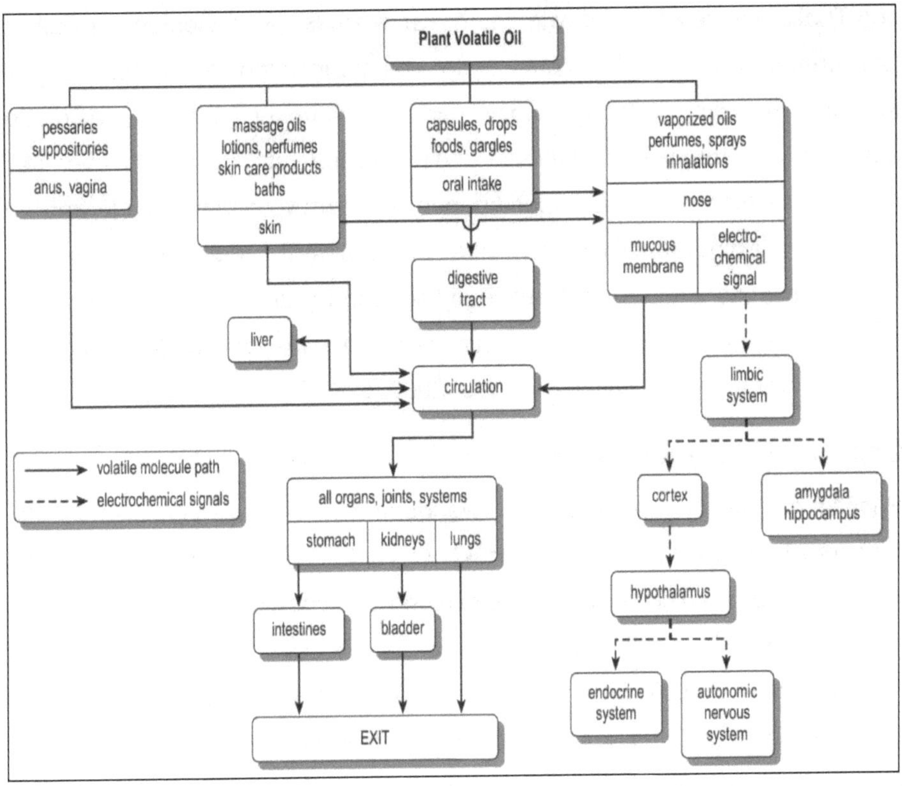

Abb. 3: Verstoffwechselung ätherischer Öle im menschlichen Körper (Price & Price, 2007, S. 140)

Bei der Inhalation werden die Duftstoffe über die Nase aufgenommen. Diese liegt nahe am Gehirn und ihr Endothel ist dünn. Somit muss angenommen werden, dass ätherische Ölmoleküle relativ leicht und schnell in den lokalen Kreislauf und das Gehirn gelangen (Price & Prince, 2007, S. 140). Unter den Sinnen nimmt das olfaktorische System in zweierlei Hinsicht eine Sonderstellung ein. Zum einen ist der Geruchssinn der einzige, bei dem die von den peripheren Rezeptoren aufgenommene Information im Gehirn überwiegend auf derselben Seite und nicht auf der, der Reizung gegenüberliegender Seite verarbeitet wird. Zum anderen erreicht die Geruchsinformation bestimmte Teile der Großhirnrinde, ohne dass sie über den Thallamus geleitet wird, wie das bei anderen Sinnessystemen der Fall ist (Wiesmann et al., 2001). Weiters wandern beim Einatmen von Dämpfen einige Moleküle unvermeidlich zur Lunge, wo sie, wenn es sich um geeignete ätherische Öle handelt, unmittelbare und nützliche Auswirkungen auf eventuell bestehende Atemprobleme haben können. Auf dem Weg in die Lunge werden außerdem einige Moleküle von den Schleimhäuten der Atemwege und Bronchien absorbiert. Beim Gasaustausch werden die Moleküle in das Blut übertragen. Eine tiefe Atmung erhöht somit die Menge der Moleküle, die aufgenommen werden (Price & Prince, 2007, S. 140f).

2.1.3 Anwendung Aromapflege

Wichtig für die therapeutische Verwendung von ätherischen Ölen ist die Sicherstellung, dass qualitative Produkte von hoher Qualität verwendet werden und dass die chemische Zusammensetzung zwischen den Chargen konstant ist. Seriöse Hersteller sollten in der Lage sein, analytische Daten bereitzustellen, um die Reinheit der von ihnen verkauften ätherischen Öle zu gewährleisten (Dunning, 2005). Jede Pflegeperson ist für ihre Anwendung der ätherischen Öle in der Praxis selbst verantwortlich. Die Quality Use of Essential Oils (QUEO) verlangt, dass ätherische Öle nur von sachkundigen und kompetenten Praktikern angewendet werden. Die Praktiker können aus einer Vielzahl an Aromatherapiekursen, Workshops und Kurzkursen wählen (Dunning, 2005). Derzeit liegen keine Aromatherapielehrpläne vor, welche sich mit QUEO beschäftigen, obwohl die Sicherheitsaspekte der Verwendung von ätherischen Ölen abgedeckt sind. Eine entsprechende Ausbildung ermöglicht Pflegepersonen ätherische Öle angemessen und ganzheitlich anzuwenden (Dunning, 2005). Vor der Anwendung der ätherischen Öle bedarf es einer sorgfältigen Anamnese, Bewertung und Diagnose, um schließlich die Ziele der Intervention bestimmen zu können. Der Patient muss vor der Anwendung über Vorteile, Risiken und Kontraindikationen sowie die Anwendungsbeziehungsweise Verabreichungsmethode informiert werden (Dunning, 2005) und der Aromapflegeanwendung zustimmen (Steflitsch et al., 2013, S. 390).

2.2 Hämodialyse

Bei eingeschränkter Nierenfunktion kann es erforderlich sein, diese künstlich zu kompensieren, was bedeutet, dass die einzelnen Funktionen der Niere so gut als möglich ersetzt oder ergänzt werden müssen (Brock, Kany & Knipfer, 2014, S. 234). Im Vordergrund steht bei der Nierenersatztherapie jedoch der Ersatz der Wasserausscheidung und/oder der Entgiftung durch die Dialyse oder durch eine Nierentransplantation. Folgende Funktionen der Nieren werden ganz oder teilweise, vorübergehend oder dauerhaft ersetzt, die Anurie, schwere Elektrolytstörungen, metabolische Azidose und diuretaresistente Flüssigkeitsüberlagerungen (Brock et al., 2014, S. 235). Die am häufigsten angewandte Nierenersatztherapie ist die Hämodialyse (Pippas et al., 2016). Die Patienten werden in der Regel dreimal pro Woche für vier bis fünf Stunden hämodialysiert (Brock et al., 2014, S. 238). Hierbei findet durch Diffusion und Konvektion der Stoffaustausch im Dialysator statt, welcher somit die Schnittstelle von Blut- und Dialysatkreislauf darstellt. Um eine möglichst hohe Effizienz zu erzielen laufen Blut und Dialysat im Gegenstromprinzip aneinander vorbei (Nowack et al., 2009, S. 55).

Dem Patienten wird das zu reinigende Blut an einem Gefäßzugang entnommen, welches dann über den sogenannten extrakorporalen Kreislauf pumpengesteuert über die Dialysemaschine zum Dialysator fließt. Nach der Reinigung wird es über das Schlauchsystem zum Gefäßzugang und somit zum Patienten zurückgeführt (Nowack et al., 2009, S. 55). Damit die Blutgerinnung im extrakorporalen Kreislauf verhindert wird, ist eine Antikoagulation notwendig (Nowack et al., 2009, S. 55). Chronische Hämodialysepatienten werden meist in Dialysezentren unter Betreuung von Pflegepersonal und Ärzten dialysiert, was den Vorteil einer guten medizinischen Überwachung während der Behandlung hat. Allerdings steht hier der notwendige Aufenthalt außerhalb der eigenen Wohnung und die Anfahrt zum Zentrum nachteilig gegenüber (Nowack et al., 2009, S. 56).

2.2.1 Chronische Gefäßzugänge

Extrakorporale Blutreinigungsverfahren sind nur mit Gefäßzugängen möglich, welche einen großen Blutfluss erlauben. Vor allem bei chronischen Dialysepatienten ist wichtig, dass der vaskuläre Zugang von langer Dauer und großer Belastbarkeit ist (Nowack et al., 2009, S. 58). Chronische Gefäßzugänge sind indiziert, wenn der Patient terminal niereninsuffizient und somit die Langzeitdialyse notwendig wird. Der permanente zentralvenöse Katheter, die native arteriovenöse Fistel und der synthetische Shunt sind mögliche chronische Gefäßzugänge, wobei bei den letzten beiden mindestens eine Punktion vor jeder Hämodialyse notwendig ist (Nowack et al., 2009, S. 62ff).

Die native arteriovenöse Fistel, auch Brescia-Cimino-Fistel oder Cimino-Shunt genannt, ist eine Anastomose zwischen Arteria radialis und Vena cephalica am Unterarm in Side-to-Side oder End-to-Side Technik (Nowack et al., 2009, S. 63). Der Blutfluss hängt davon ab, ob der Shunt mittels Side-to-Side oder End-to-Side Technik angelegt wurde. Der End-to-Side Shunt lässt einen höheren Blutfluss und damit eine effektivere Dialyse zu. Auch bei der Dauer der Funktion des Shunts besteht zwischen den Arten der Anastomosen ein Unterschied. So funktioniert nach einem Jahr in 80% der Fälle der Shunt mit End-to-Side Anastomose noch, während es bei der Side-to-Side Anastomose nur 77% sind (Ganie, Lone, Dar, Lone & Wani, 2013). Wenn native Fisteln aufgrund der schlechten Gefäßsituation der Patienten nicht mehr konstruierbar sind, kommen synthetische Shunts zum Einsatz. Hierbei wird eine aus

Kunststoff bestehende Gefäßprothese zwischen Vene und Arterie eingesetzt (Nowack et al., 2009, S. 63).

Nach einer Shuntneuanlage muss der Shunt reifen, und wird frühestens vier Wochen nach der Shuntoperation punktiert. Die Aufrechterhaltung der funktionierenden arteriovenösen Fistel bleibt eine der größten Herausforderungen auf dem Gebiert der Hämodialyse, wozu auch hier engagierte Pflegekräfte mit spezifischem Fachwissen, sowie eine gute Teamarbeit nötig ist. Mehr als die Hälfte der Hämodialysepatienten haben zu Beginn der Dialyse einen permanenten zentralvenösen Katheter, wobei dieser einen signifikant niedrigeren Kt/V-Wert gegenüber der arteriovenösen Fistel aufweist (Ethier et al., 2008). Die Kosten für eine arteriovenöse Fistel sind um mehr als das Fünffache niedriger als bei einem permanenten zentralvenösen Katheter oder einem synthetischen Transplant (Lee et al., 2002). Ebenso sind die Mortalitätsrate, die Infektionsrate, die Hospitalisatiosrate, sowie die kardialen Risiken bei einem Shunt geringer als bei einem permanenten zentralvenösen Katheter oder einem Kunststoffshunt (Ma et al., 2013; Dhingra, Young, Hulbert-Shearon, Leavey & Port, 2001). Aus diesem Grund wird in der Literatur empfohlen über eine arteriovenöse Fistel zu dialysieren (Astor, 2005).

2.2.2 Shuntpunktion

Bei der Shuntpunktion werden drei Techniken unterschieden, die Arealpunktion, die Stickleiterpunktion und die Knopflochpunktion (Nowack et al., S. 75). Häufig wird die Arealpunktion gewählt, da die Anatomie der Shuntverhältnisse oft keine andere Punktionsart zulässt. Hierbei wird ein zirka zwei bis drei Zentimeter langer Bereich des Shunts, ohne Ausnutzung der gesamten Punktionsstrecke, wiederholt punktiert. Bei dieser Punktionsart entsteht das Problem der Gefäßdilatation und einem daraus folgenden Aneurysma (Nowack et al., S. 76). Bei der Strickleiterpunktion wird eine scharfe

Stahlnadel in antegrader Richtung in einem Winkel von 40 bis 45 Grad durch die Haut in den Shunt eingeführt. Die Punktionsstellen variieren bei jeder Dialysesitzung über die gesamte Länge der nativen Fistel, welche zirka zehn Zentimeter lang ist (Smyth, Hartig & Manickam, 2013). Der Vorteil dieser Technik besteht darin, dass die Traumatisierung und Narbenbildung auf ein Minimum reduziert wird (Nowack et al., S. 76). Die Strickleiterpunktion wird als Standardtechnik angewandt (Figueiredo et al., 2008). Bei der Knopflochpunktion müssen die Einstichstellen mit einer scharfen Kanüle präpariert werden, wobei zwischen der arteriellen und venösen Knopflochstelle ein Mindestabstand von fünf Zentimeter liegen sollte. Sobald die Knopflochstellen hergestellt sind, werden stumpfe Stahlnadeln verwendet (Smyth et al., 2013). Die Tunnelgleise müssen hier von einer Mindestanzahl an Pflegepersonen (maximal drei) eingerichtet werden, die die scharfen Nadeln bei mindestens sechs Behandlungen an genau derselben Stelle mit dem gleichen Einführwinkel und der gleichen Eindringtiefen punktieren. Anschließend wird die Kruste entfernt um dann mit stumpfen Kanülen zu punktieren (Van Loon, Goovaerts, Kessels, Van Der Sande & Tordoir, 2010). Sowohl die arterielle als auch die venöse Kanüle werden in anterograder Richtung in einem Winkel von 20 bis 30 Grad durch die Haut in den Shunt eingeführt (Smyth et al., 2013).

2.3 Schmerz

Schmerz ist eine unangenehme sensorische und emotionale Erfahrung in Verbindung mit einer tatsächlichen oder möglichen Gewebsschädigung oder mit Begriffen einer solchen Schädigung beschrieben (Aydede, 2017; Loeser & Treede, 2008). Die Unfähigkeit, verbal zu kommunizieren, negiert nicht die Möglichkeit, dass ein Individuum unter Schmerzen leidet. Ein Individuum, das an Schmerzen leidet, benötigt eine entsprechende schmerzstillende Behandlung. Schmerzen sind immer subjektiv und jeder Mensch lernt die

Verwendung des Wortes Schmerz durch Erfahrungen im Zusammenhang mit Verletzungen im früheren Leben (Aydede, 2017). Reize, die Schmerzen verursachen können, schädigen Gewebe. Dementsprechend ist Schmerz die Erfahrung, die wir mit einem tatsächlichen oder möglichen Gewebeschaden assoziieren. Schmerz ist fraglos ein Ereignis in einem oder mehreren Teilen unseres Körpers, aber weil Schmerz immer unangenehm ist, ist er auch eine emotionale Erfahrung (Aydede, 2017).

Schmerz zu empfinden, ist eine lebenserhaltende Fähigkeit des Organismus (Handwerker, 1999, S. 5). Er ist ein Gesamtphänomen der Wahrnehmungen eines Menschen und somit ein Produkt des Gehirns und muss von den Vorgängen der Nozizeption unterschieden werden (Meßlinger, 2002). Die Aufnahme noxischer Reize, deren Umwandlung in elektrische Erregung und ihre Verarbeitung im peripheren und zentralen Nervensystem, wird als Nozizeption verstanden. Nozizeptive Vorgänge können auch bei fehlendem Bewusstsein ablaufen, wohingegen die Wahrnehmung von Schmerzen an die Bearbeitung im wachen Gehirn gebunden ist (Meßlinger, 2002). Somit ist das nozizeptive System ein phylogenetisches Schutzsystem, das die Organismen vor schädlichen Umwelteinflüssen warnt, noch bevor diese den Körper schädigen. Das Endprodukt dieser nozizeptiven Vorgänge auf hoher integrativer Ebene, ist Schmerz (Meßlinger, 2002).
Bei der Schmerzwahrnehmung, welche von peripheren Nozizeptor bis zum Gehirn verläuft, aktiviert ein schädlicher thermischer, mechanischer oder chemischer Reiz periphere Nozizeptoren. Diese wandeln den Reiz in einen elektrischen Impuls um (Transduktion). Dieser Impuls wird zentralwärts ins Rückenmark geleitet und dort synaptisch auf ein nachgeschaltetes Neuron umgeschaltet (Transmission). Wenn der Impuls das Gehirn erreicht, wird der Reiz im Kontext zu früheren Erlebnissen als Schmerz wahrgenommen (Perzeption) (Brune, Beyer & Schäfer, 2001, S. 5). Die Intensität der

Wahrnehmung hängt einerseits von der Aufmerksamkeit, andererseits von der physischen Grundstruktur und der Lebenssituation der Patienten ab (Brune et al., 2001, S. 8).

Jeder Organismus verfügt über ein körpereigenes Schmerzhemmsystem, indem die Weiterleitung der Schmerzimpulse im Rückenmark sowohl von peripher als auch von absteigenden Bahnen aus dem Gehirn gehemmt werden können. Dieses Schmerzhemmsystem kann individuell und situationsabhängig mehr oder weniger stark aktiv sein. Somit hat das Gehirn Einfluss auf die periphere Schmerzwahrnehmung, was dazu führen kann, dass eine Person Schmerzen nicht wahrnimmt (Melzack & Wall, 1965). So kann die analgetische Wirkung von zum Beispiel Placebos, Akupunktur und Hypnose erklärt werden. Das ist auch der Grund, warum Patienten bei gleichen Eingriffen unterschiedliche Schmerzintensitäten angeben (Melzack & Wall, 1965). Da der Schmerz sowohl sensorische als auch emotionale Merkmale hat, hat er die Fähigkeit, auf sich aufmerksam zu machen und andere kognitive Prozesse zu beherrschen. Der Schmerz wird von Forschern als außerordentlicher komplexer Prozess angesehen. Die affektiven (gefühlsbetonten) Aspekte des Schmerzes sind zwar wissenschaftlich viel schwieriger zu erfassen, aber für den Leidenden viel wichtiger als die sensorischen Signale (Chapman & Nakamura, 1999).

Bei der Kontrolle der Schmerzen können psychologische Unterstützungstechniken wie Ablenkung und Muskelentspannung unterstützend wirken, wodurch herkömmliche Analgetika verringert werden können. Bei der Ablenkung genügt jeder wahrgenommene sensorische Umwelteinfluss, um den Schmerz zu reduzieren (Stea, Beraudi & De Pasquale, 2014). Nach einer Ablenkung kann es jedoch zu erhöhter Aufmerksamkeit kommen, mit der Folge, dass dann die Schmerzen besonders stark wahrgenommen werden (Schmidt, 2016, S. 75).

2.3.1 Akuter Schmerz

Akuter Schmerz ist eine unangenehme Erfahrung mit emotionalen, kognitiven und sensorischen Merkmalen, die als Reaktion auf ein Gewebstrauma auftritt. Der Schmerz der plötzlichen Verletzung beinhaltet die sensorische Wahrnehmung des Gewebstraumas und ist von starken unangenehmen Emotionen begleitet. Akuter Schmerz wird als Schmerz des kürzlichen Beginns angesehen und ist normalerweise von vorübergehender Natur (Chapman & Nakamura, 1999). Biologen erklären den Sinn des akuten Schmerzes so, dass das Schmerzempfinden sich entwickelt hat, um eine erfolgreiche Anpassung zu fördern und die Überlebenschance in einer schädlichen Welt zu erhöhen. Zweck des akuten, kurzfristigen Schmerzes ist offensichtlich, dass er vor weiteren Verletzungen schützt (Chapman & Nakamura, 1999).

2.3.2 Das Gate Control System

Die Substantia gelatinosa fungiert als Gate-Conrol-System, das die afferenten Muster des Schmerzes moduliert, bevor sie die T-Zellen beeinflussen. Die afferenten Muster im dorsalen Säulenmuster wirken zumindest teilweise als Kontrolltrigger, der die selektiven Prozesse im Gehirn aktiviert und die modulierenden Eigenschaften des Gate-Conrol-Systems beeinflussen. Die T-Zellen aktivieren neurale Mechanismen, die für die Reaktion und Wahrnehmung verantwortliche Aktionssysteme umfassen (Melzack & Wall, 1965). Die Theorie schlägt vor, dass Schmerzphänomene durch die Interaktion zwischen diesen drei Systemen bestimmt werden. Folgende drei Merkmale des afferenten Inputs für den Schmerz sind signifikant: die laufende Aktivität, die dem Stimulus vorausgeht, die Stimulus-evozierte Aktivität und das relative Gleichgewicht der Aktivität in den großen gegenüber den kleinen Fasern. Das Rückenmark wird ständig von eintreffenden Nervenimpulsen bombardiert, selbst wenn keine offensichtliche Stimulation vorhanden ist (Melzack & Wall, 1965). Das heißt, in der Substantia gelatinose kann der Schmerz durch die

Stimulation von Nicht-Schmerz verändert werden. Die Substantia gelatinosa spielt hier die Rolle eines Tors, das die afferenten Signale moduliert, bevor sie in die Großhirnrinde aufsteigen. Auf der anderen Seite können Gefühle wie Angst, Aufregung und Vorfreude das Tor öffnen und die Schmerzwahrnehmung verstärken (Ackerman & Turkoski, 2000).

Das Gehirn diktiert also wieviel und ob überhaupt Schmerzen von einem potentiell schädlichen Stimulus empfunden werden. Sowohl akute als auch chronische Schmerzen stehen in Zusammenhang mit dem Gate-Control-System (Kafkia et al., 2018).

2.4 Das biopsychosoziale Modell

Das biopsychosoziale Modell (Engel, 1976) ist ein ganzheitliches Krankheitsverständnis und beschreibt die Beziehung zwischen Körper und Geist, wobei die Natur als eine hierarchische Ordnung von Systemen angesehen wird. Die komplexen, größeren Einheiten sind jeweils über den weniger komplexen, kleineren Einheiten aufgebaut (Egger, 2005). Nichts existiert isoliert, sodass eine Änderung auf einer Ebene auch eine Änderung in den anderen Ebenen bewirken kann, denn ein Ereignis läuft gleichzeitig auf verschiedenen Dimensionen ab. Somit ist es nicht so bedeutsam auf welcher Ebene eine Störung vorhanden ist, sondern welchen Schaden diese auf der jeweiligen Systemebene und auf den unter- oder übergeordneten Systemen bewirkt (Egger, 2005).

Die Person mit ihrem System aus physischer Erscheinung, ihrem Erleben und Verhalten wird als Ganzes gesehen. Sie ist einerseits aus Organen, welche die Subsysteme darstellen, zusammengesetzt und gleichzeitig dem Organ „Nervensystem“ und auch anderen Organsystemen übergeordnet (Egger, 2005). Wenn eine Störung auf einer Ebene des Systems Mensch auftritt und die autoregulative Kompetenz des Organismus zur Bewältigung der Störungen nicht ausreichend zur Verfügung gestellt werden kann, ist der Regelkreis für die Funktionstüchtigkeit des Individuums überfordert und fällt aus, wodurch dann Krankheit entsteht. Somit ist Krankheit und Gesundheit in diesem Modell nicht als Zustand, sondern als dynamisches Geschehen definiert (Egger, 2005).

Der Mensch ist als Ganzes zu betrachten. Bei der Behandlung eines Patienten sollte somit nicht nur die physische Komponente betrachtet werden, denn auch die Psyche und sein soziales Umfeld wirken auf ihn ein. So wirken sozioökonomische Faktoren auf die Schmerzprävalenz und die Intensität des

Schmerzes ein, was die soziale Komponente des biopsychosozialen Modells des Schmerzes bestätigt (Dorner et al., 2011). Der Mensch muss sowohl in Gesundheit als auch in Krankheit holistisch betrachtet werden. Im Falle einer Erkrankung sind alle drei Dimensionen in differenziertem Ausmaß bei der Entstehung, der Aufrechterhaltung und dem Therapieerfolg beteiligt. Somit ist der biologische und psychologische Hintergrund, sowie die sozialen Faktoren jedes einzelnen zu berücksichtigen (Dorner et al., 2011).

So bedeutet Gesundheit im biopsychosozialen Modell „die ausreichende Kompetenz des Systems Mensch, beliebige Störungen auf beliebigen Systemebenen autoregulativ zu bewältigen. Nicht das Fehlen von pathogenen Keimen (Viren, Bakterien ect.) oder das Nichtvorhandensein von Störungen auf der psycho-sozialen Ebene bedeuten demnach Gesundheit, sondern die Fähigkeit, diese pathogenen Faktoren ausreichend wirksam kontrollieren und bewältigen zu können“ (Egger, 2008, S. 15). Krankheit „stellt sich dann ein, wenn der Organismus die autoregulative Kompetenz zur Bewältigung von auftretenden Störungen nicht ausreichend zur Verfügung stellen kann und relevante Regelkreise für die Funktionstüchtigkeit des Individuums überfordert sind bzw. ausfallen. Wegen der parallelen Verschaltung der Systemebenen ist es nicht so bedeutsam, auf welcher Ebene oder an welchem Ort eine Störung generiert oder augenscheinlich wird, sondern welchen Schaden diese auf der jeweiligen Systemebene, aber auch auf den unter- oder übergeordneten Systemen zu bewirken imstande ist“ (Egger, 2008, S. 15). In diesem Modell gibt es keine Ausschlussdiagnostik von entweder organisch oder psychisch. Ebenso ist es falsch, etwas als psychosomatisch zu klassifizieren, sobald nichts Organisches vorzuliegen scheint. Der Mensch darf nicht in die zwei Welten, die physische und die psychische, getrennt werden. Es gilt vielmehr, dass was den Gesetzen der Physik und Chemie entspricht, ist das Körperliche und das, was den Gesetzen der Psychologie entspricht, das Seelische. Beides gehört zur gleichen Wirklichkeit und sind nur wegen der bisher gewohnten Begrifflichkeiten beziehungsweise traditionellen Denkschemata getrennt (Egger, 2008).

2.4.1 Das Biopsychosoziale System bei der Shuntpunktion

So ist bei der Punktion für die Hämodialysepatienten nicht nur die Technik für eine erfolgreiche Shuntpunktion von Bedeutung, sondern eine gute Beziehung zwischen der Pflegeperson und dem Patienten. Für die Patienten gehört zum hilfreichen Verhalten um den Schmerz bei der Shuntpunktion unter Kontrolle zu bringen, zum Beispiel zuhören, scherzen, lachen und reden mit der Pflegeperson (Wilson, 2017). Dies ist auch eine Strategie zum Aufbau einer auf Vertrauen basierenden therapeutischen Beziehung und erhöht den Komfort der Patienten, welche dadurch während der Punktion entspannter sind, im Gegensatz dazu, wenn sie von mürrischen Pflegepersonen betreut werden, bei denen sich die Punktion anfühlt, als würde der Arm durchbohrt werden (Wilson, 2017). Auch wenn die Patienten von den Pflegepersonen gefragt werden, wie sie punktiert werden wollen, gibt das den Patienten das Gefühl, mehr Kontrolle über die eigene Situation zu haben. Ebenso beruhigen ein gutes Team, das in Notfallsituationen kompetent handelt ebenso, wie eine angenehme Umgebung im Dialysezentrum (Wilson, 2017).

2.4.2 Das Biopsychosoziale System und Aromapflege

Bei der Anwendung von ätherischen Ölen ist nicht nur das verwendete Öl und die Anwendungsart von Bedeutung. So kann das Gesamtergebnis auch durch die Beziehung zwischen Therapeut und Patient, der sogenannten therapeutischen Beziehung, beeinflusst werden (Dunning, 2005). Die Behandlung (im Wesentlichen die Öle und die Anwendungs-/Verabreichungsmethode) machen 15% der Wirkung aus, Patientenfaktoren machen 40% aus, Therapeutenfaktoren 30% und Hoffnung 15%. Pflegepersonen, die ätherische Öle anwenden, müssen alle diese Faktoren berücksichtigen (Dunning, 2005). So können durch Aromapflege Dialysekomplikationen wie Angst, Müdigkeit, Pruritus, Schmerzen bei der Shuntpunktion, Schlafstörungen, Depressionen, Stress und Kopfschmerzen auf unterschiedlichen Ebenen gelindert werden. Weiters kann sie zu einer Verbesserung der Lebensqualität beitragen (Bouya, Ahmadidarehsima, Badakhsh, Balouchi & Koochakzai, 2018).

2.5 Stand der Forschung

Im folgenden Abschnitt werden Studien zu Aromapflege mit Lavendelöl in Bezug auf die Schmerzlinderung dargestellt.

2.5.1 Schmerzempfinden während der Shuntpunktion bei Hämodialysepatienten

Hämodialysepatienten (39%) geben an, dass sie den Schmerz als größtes Problem bei der Hämodialyse empfinden, was allerdings klar abzugrenzen ist von der schlimmsten Komplikation (Bay et al., 1998). Als Standardtechnik für die Punktion wird die Strickleitertechnik angewandt, wobei die Patienten eine durchschnittliche VAS von 3,08 Punkten angeben (Figueiredo et al., 2008). Ab einer VAS von mehr als fünf Punkten wird von starken Schmerzen gesprochen, bei mittleren Schmerzen ab einer VAS von drei Punkten (Aitken et al., 2013). Während der Shuntpunktion geben 58,5% der Hämodialysepatienten mäßige Schmerzen an, 30% gaben starke Schmerzen an und nur 11% empfanden bei diesem Prozedere leichte Schmerzen, wobei es zwischen Männern und Frauen keinen Unterschied im Schmerzempfinden gab. Ebenso gab es keinen Unterschied zwischen den einzelnen Behandlungsschichten und zwischen Patienten mit unterschiedlich langer Dialysepflichtigkeit (da Silva, Rigon, Corradi Dalazen, Bissoloti & Rabelo-Silva, 2016). Patienten mit starken, akuten Schmerzen hatten eine kürzere arteriovenöse Fistel als Patienten mit minimalen Schmerzen. Diesen Unterschied beschrieb eine weitere Studie, die erforschte, dass im ersten Jahr bei der Shuntpunktion bei 20,4% der Patienten starke Punktionsschmerzen auftraten, was sich im Jahr darauf auf 7,6% reduzierte (Aitken et al., 2013). So entspricht der Punktionsschmerz im ersten Jahr durchschnittlich vier Punkte auf der VAS und ab dem zweiten Jahr durchschnittlich drei Punkte (Aitken et al., 2013). Die Schmerzen während der Shuntpunktion werden in 41,7% als scharf beschrieben, klar abzugrenzen von Patienten, die insbesondere an chronischen Schmerzen leiden, welche diese mit schießen (4,5%), brennen (5,3%), kribbeln (12,4%) und taub (14,1%) beschreiben. Bei chronischen Shuntschmerzen traten im Verlauf körperliche Komplikationen, wie unter anderem, Venenstenosen und Pseudoaneurysma auf. Nach angemessener Behandlung des zugrundeliegenden Problems verbesserten sich nicht nur die chronischen, sondern auch die Punktionsschmerzen um mindestens zwei VAS Punkte (Aitken et al., 2013). Schmerzen beeinflussen die sonst gute Lebensqualität der Dialysepatienten stark (Aitken et al., 2013). Einmal eine Hämodialysebehandlung abgebrochen haben aufgrund der Schmerzen 11,3%, wobei 5,6% darüber berichten, dies mindestens einmal pro Monat zu tun (Aitken et al., 2013).

Obwohl rund 60% der Hämodialysepatienten Schmerzen während der Shuntpunktion verspüren, verwenden nur 3,6% dieser Patienten eine anästhesierende Creme vor der Punktion (Kaza et al., 2014). Die Emla Creme ist zwar am effektivsten um schulmedizinisch Schmerzen zu reduzieren, allerdings beträgt die Einwirkzeit eine Stunde (Malekshahi, Fallahi, Mohseni & Almasian, 2017). Der mittlere Schmerzscore hat hier jedoch keine Auswirkung darauf, ob ein Patient die Emla Creme verwendet oder nicht (Aitken et al., 2013).

Werden die Studien verglichen, zeigt sich eine unterschiedliche Prävalenz der Schmerzen bei der Shuntpunktion zwischen den einzelnen Studien. Allgemein kann jedoch gesagt werden, dass Schmerzen während der Shuntpunktion für die Patienten ein großes Problem darstellen. Daher ist es wichtig, eine geeignete nicht-pharmakologische Methode zu finden, um die Punktionsschmerzen zu reduzieren (Kaza et al., 2014).

2.5.2 Aromapflege mit Lavendelöl zur Linderung der Shuntpunktionsschmerzen bei Hämodialysepatienten

Bei der Literaturrecherche konnten zwei Studien identifiziert werden, die den schmerzreduzierenden Effekt der Inhalation von Lavendelöl vor der Shuntpunktion bei Hämodialysepatienten untersuchten und die festgelegten Ein- und Ausschlusskriterien erfüllten. Die eingeschlossenen Studien wurden beide im Iran durchgeführt. Die Probanden erhielten vor der Punktion für fünf Minuten einen Tupfer mit jeweils drei Tropfen eines 10%igen Lavendelöls zum Inhalieren, welcher zirka zehn Zentimeter von der Patientennase entfernt platziert wurde. Anschließend wurde mittels VAS der Schmerzscore erfasst (Alishgharpour et al. 2016; Bagheri-Nesami, Espahbodi, Nikkhah, Shorofi & Charati, 2014). Die Autoren beider Studien beschreiben eine signifikante Reduktion der Schmerzen bei der Shuntpunktion durch die Inhalation des 10%igen Lavendelöls ($p \leq 0{,}003$) (Alisgharpour et al., 2016) ($t=2{,}66$; $p=0{,}009$) (Bagheri-Nesami et al., 2014). Weiters findet sich eine Studie in der Literatur, die den schmerzreduzierenden Effekt der topischen Applikation von Lavendelöl auf die Punktionsstelle vor der Shuntpunktion bei Hämodialysepatienten untersuchte. Die Studie wurde mit 34 Probanden im Iran mittels Cross-over Design durchgeführt (Ghods et al., 2015). Der Schmerzscore wurde mittels der Numerischer Rating Skala (NRS) gemessen. Bei der Intervention wurden 0,3 ml, das entspricht zirka zehn Tropfen, eines 100%igen Lavendelöls auf die Punktionsstelle appliziert und belassen. Nach fünf Minuten wurde das Öl mittels Tupfer entfernt und nach der Desinfektion die Punktion durchgeführt. Die Autoren beschreiben eine signifikante Reduktion des Punktionsschmerzes durch die topische Applikation von 100%igem Lavendelöl im Vergleich zur Placebointervention und keiner Intervention ($p<0{,}001$) (Ghods et al., 2015). Bei der Applikation wirkt das Lavendelöl einerseits durch die Haut aufgenommen und andererseits erfolgt die Inhalation und wirkt somit auch über die olfaktorische Aufnahme (Jäger, Buchbauer, Jirovetz & Fritzer, 1992).

Die Autorin konnte nur noch eine weitere Studien identifizieren, welche die schmerzreduzierende Wirkung der Lavendelölinhalation untersuchte. Leider war die Studie in einer für die Autorin unverständlichen Sprache (Ghods, Hoseini-Abforosh, Ghorbani & Asgari, 2014) und musste deshalb ausgeschlossen werden.

Zusammenfassend kann gesagt werden, dass die Inhalation von 10%igem Lavendelöl (Alishgharpour et al. 2016; Bagheri-Nesami et al., 2014) oder die topische Applikation von 100%igem Lavendelöl (Ghods et al., 2015) die Schmerzen bei der Shuntpunktion reduzieren kann.

2.5.3 Aromapflege mit Lavendelöl zur Linderung von Punktionsschmerzen

In weiteren Studien wird die schmerz- und angstreduzierende Wirkung von Lavendelöl bei Patienten, welche präoperativ eine venöse Kanüle erhalten, untersucht. Die Probanden erhielten nach Eintreffen in den präoperativen Behandlungsraum für fünf Minuten einen Tupfer mit zwei Tropfen 1%igem Lavendelöl (Interventionsgruppe) oder zwei Tropfen Wasser (Kontrollgruppe) zur Inhalation (Karaman et al., 2016). Nach fünf Minuten wurde die Punktion mit Kanülen mit einer Stärke von 18 Gauge durchgeführt, wobei die Probanden weiter das ätherische Öl inhalierten. Nach der Punktion erfolgte die Messung mittels VAS, wobei der Schmerzscore in der Interventionsgruppe signifikant niedriger war, als in der Kontrollgruppe ($p=0,01$) (Karaman et al., 2016). Der Angstscore reduzierte sich ebenfalls signifikant in der Interventionsgruppe ($p<0,001$). Der Schmerzscore zeigt hier eine moderate Korrelation mit dem Angstscore (Spearman's roh; $r=0,258$; $p=0,009$) (Karaman et al., 2016).

In einer Studie mit 30 Freiwilligen wurde der Schmerzscore und der Stresslevel bei der Punktion mit einer Kanüle von einer Stärke von 25 Gauge, welche für 30 Sekunden drei Millimeter vertikal in die Haut eingeführt wurde, gemessen. Die Interventionsgruppe erhielt einen Tupfer mit zwei Tropfen eines 2%igen Lavendelöls für fünf Minuten in eine Sauerstoffmaske zur Inhalation. Die Kontrollgruppe erhielt einen Tupfer ohne Lavendelöl in einer Sauerstoffmaske für fünf Minuten, anschließend erfolgte die Punktion. Es zeigte sich eine signifikante Reduktion ($p<0,001$) im Schmerzscore und im Stresslevel im Gruppenvergleich, sowie im Vergleich zur Baseline (Kim et al., 2011).

Yayla und Ozedemir (2017) untersuchten die Wirkung der Lavendelölinhalation, sowie der Eukalyptusinhalation verglichen mit der Kontrollintervention auf den Schmerz bei der Punktion eines Portkatheters bei onkologischen Patienten. Dazu erhielten die Patienten der Interventionsgruppen drei Tropfen des entsprechenden ätherischen Öls auf einen Tupfer, zehn Zentimeter von der Patientennase entfernt für drei Minuten zum Inhalieren. Anschließend erfolgte die Portpunktion mit einer Kanüle in der Stärke von 20 Gauge. Nach der Punktion wurde die Schmerzstärke mittels VAS und der Angstlevel mittels State Anxiety Inventory (STAI-I) abgefragt. In der Lavendelölgruppe zeigte sich ein signifikant niedrigerer Schmerzscore ($p<0,05$) verglichen mit der Kontrollgruppe. In der Eukalyptusölgruppe konnte kein signifikanter Unterschied zur Kontrollgruppe festgestellt werden ($p>0,05$). Im Angstscore zeigt sich kein signifikanter Unterschied zwischen den Gruppen ($p>0,05$) (Yala & Ozedamir, 2017).

Eine weitere Studie untersuchte den Effekt der Lavendelölinhalation auf das Schmerzempfinden während der Punktion eines intravenösen Katheters bei Kindern (n=30). Vor der Punktion erhielten die Probanden der Interventionsgruppe fünf Tropfen 2%iges Lavendelöl auf einem Tupfer, für

20 Minuten zum Inhalieren. Die Schmerzen in der Interventionsgruppe waren signifikant niedriger gegenüber der Kontrollgruppe, welche fünf Tropfen Wasser von einem Tupfer inhalierten (p=0,001) (Bikmoadi et al., 2017).

Die Lavendelölinhalation kann Punktionsschmerzen sowohl bei Erwachsenen (Yayla & Ozdemir, 2017; Karaman et al., 2016; Kim et al., 2011), als auch bei Kindern (Bikmoadi et al., 2017) signifikant reduzieren. Die Wirkung tritt hier schon bei niedriger Konzentration wie 1%igem (Karaman et al., 2016) oder 2%igem Lavendelöl (Bikmoadi et al., 2017; Kim et al., 2011) auf. Ebenso kann die Lavendelölinhalation Stress reduzieren (Kim et al., 2011). Karaman et al. (2016) zeigen einen moderaten Zusammenhang von Schmerzen und Angst vor der Punktion, und dass Angst durch die Lavendelölinhalation ebenfalls signifikant reduziert werden kann, was in einer weiteren Studie nicht bestätigt werden konnte (Yayla & Ozdemir, 2017).

2.5.4 Weitere Anwendungsgebiete und Studien zu Aromapflege mit Lavendelölinhalation bei akuten Schmerzen

In der Literatur konnten sechs Studien gefunden werden, welche die Wirkung der Lavendelölinhalation auf die postoperative Schmerzsymptomatik bei Patienten nach chirurgischen Eingriffen untersuchten. Durch die Inhalation von Lavendelöl zeigte sich eine signifikante Reduktion der Schmerzen (p<0,01 bis <0,001) in der Interventionsgruppe verglichen mit der Kontrollgruppe bei Patienten nach einer Sectio ceasarea (Olapour et al., 2013; Hadi & Hanid, 2011) und bei Patienten nach einer Koronarbypass Operation (p<0,0001) (Gorji et al., 2015). Bei Patienten nach einer Brustbiopsie kam es zu keiner signifikanten Reduktion des Schmerzscores (p>0,05) (Kim et al., 2006), ebenso wie bei Patienten nach einer laparoskopischen Magenbandoperation (p=0,055) (Kim et al., 2007) und bei Patienten nach einer offenen Herzoperation (Salamati, Mashouf, Sahbaei, Mojab & Mojab, 2014). Nach einer Sectio ceasarea (p=0,007) (Olapour et al., 2013) und nach einer laparoskopischen Magenbandoperation (p=0,008) (Kim et al., 2007) wurde der Analgetikaverbrauch der Patienten durch die Inhalation mittels Lavendelöl signifikant reduziert. Die Zufriedenheit im Schmerzscore stieg durch die Lavendelölinhalation signifikant bei Patienten in der Interventionsgruppe nach einer Brustbiopsie (p=0,0001) (Kim et al., 2006) und nach einer Sectio ceasarea (p=0,001) (Olapour et al., 2013) im Vergleich zur jeweiligen Kontrollgruppe. Lediglich bei einer Studie wurden zur Inhalation drei Tropfen eines 10%igen Lavendelöls verwendet (Olapour et al., 2013). In den weiteren fünf Studien verwendeten die Autoren zwei Tropfen eines 2%iges Lavendelöl zur Inhalation (Gorji et al., 2015; Salamati et al., 2014; Hadi & Hanid, 2011; Kim et al., 2007; Kim et al., 2006).

Fünf der sechs Studien zeigten eine positive Beeinflussung der postoperativen Schmerzsymptomatik durch die Lavendelölinhalation bei Patienten nach einem chirurgischen Eingriff in mindestens einem der untersuchten Parameter auf (Gorji et al., 2015; Olapour et al., 2013; Hadi & Hanid, 2011; Kim et al., 2007; Kim et al., 2006). Lediglich bei einer Studie konnte kein signifikant positiver Effekt durch die Inhalation von Lavendelöl auf die postoperative Schmerzsymptomatik bei Patienten nach einem chirurgischen Eingriff feststellen werden (Salamati et al., 2014). Bei allen sechs Studien wurde die postoperative Schmerzintensität mittels Schmerzskala untersucht, welche sich bei drei Publikationen durch die Inhalation mittels Lavendelöl signifikant reduzierte (Gorji et al., 2015; Olapour et al., 2013; Hadi & Hanid, 2011). Die Vergleichbarkeit der sechs inkludierten Studien ist aufgrund der Interventionszeitpunkte und Interventionsdauer der Lavendelölinhalation limitiert. Bei drei der eruierten Studien inhalierten die Patienten das Lavendelöl drei Stunden oder länger nach der letzten Gabe der Schmerztherapie, mehr als drei Minuten, aber höchstens 15 Minuten (Gorji et al., 2015; Olapour et al.,

2013; Hadi & Hanid, 2011). In drei Studien erfolgte die Inhalation von Lavendelöl direkt nach der Extubation (Salamati et al., 2014) oder nach dem Eintreffen im Aufwachraum (Kim et al., 2007; Kim et al., 2006), wobei Kim et al. (2007) keine genauere Zeitangabe über die Dauer der Inhalation beschrieben. Die Halbwertszeit der konservativen Schmerztherapie wurde in zwei von vier Studien Beachtung geschenkt (Gorji et al., 2015; Olapour et al., 2013). Gorji et al. (2015) führten die Inhalation mittels Lavendelöl am zweiten postoperativen Tag in der Spätschicht durch, mit der Begründung, dass zu diesem Zeitpunkt die Arbeitsintensität und der Stress auf der Station niedriger wären.

Hasanzadeh et al. (2016) untersuchten die Auswirkungen der Kryotherapie, der Lavendelölinhalation und deren Kombination verglichen mit keiner Intervention, auf die Schmerzen und Angst bei Patienten während der postoperativen Entfernung der Thoraxdrainage. Für die Lavendelölinhalation wurden ein bis zwei Tropfen eines 100%igen Lavendelöls auf einen Tupfer appliziert. Die Patienten inhalierten das Öl in zehn Zentimeter Entfernung von deren Nase für 20 Minuten. In allen drei Interventionsgruppen war der Schmerzscore und der Angstscore signifikant niedriger als in der Kontrollgruppe ($p<0,001$) (Hasanzadeh et al., 2016).

Eine weitere Studie analysierte den Effekt von der Lavendelölinhalation und der Linalyl-Acetatinhalation auf den Schmerz bei der Entfernung eines Blasenverweilkatheters nach einer Colorektalkarzinomoperation. Dazu erhielten die Interventionsgruppen einen Tupfer mit entweder 1%igem Lavendelöl oder 1%igem Linalyl-Acetat für 20 Minuten zur Inhalation. Die Kontrollgruppe erhielt Mandelöl. Der Schmerzscore wurde mittels VAS gemessen. Die Inhalation von Lavendelöl ($p=0,002$) oder Linalyl-Acetat ($p<0,001$) reduzierten Schmerzen statistisch signifikant bei der Entfernung eines Blasenverweilkatheters nach einer Colorektalkarzinomoperation, wobei Linalyl-Acetat eine bessere schmerzlindernde Wirkung aufzeigt als Lavendelöl (Yu & Seol, 2017).

Die Lavendelölinhalation kann die postoperative Schmerzsymptomatik bei Patienten direkt nach einem chirurgischen Eingriff positiv beeinflussen (Gorji et al., 2015; Olapour et al., 2013; Hadi & Hanid, 2011; Kim et al., 2007; Kim et al., 2006). Ebenso kann die Lavendelölinhalation die Schmerzen bei der postoperativen Entfernung der Thoraxdrainage (Hasanzadeh et al., 2016) und des Blasenverweilkatheters (Yu & Seol, 2017) signifikant reduzieren. Die Inhalation von Linalylacetat, aus welchem Lavendelöl zu 43,1% besteht (Evandri et al., 2005), zeigt allerdings eine höhere schmerzreduzierende Wirkung als die Inhalation von Lavendelöl (Yu & Seol, 2017). Auch der Angstscore kann durch die Lavendelölinhalation reduziert werden (Hasanzadeh et al., 2016).

3 Explikation der Problemdarstellung

Durch die Literaturrecherche zeigte sich, dass die Inhalation von Lavendelöl Schmerzen bei der Shuntpunktion bei Hämodialysepatienten reduzieren kann (Alisgharpour et al., 2016; Ghods et al. 2015; Bagheri-Nesami et al., 2013). Weiters zeigt sich eine schmerzreduzierende Wirkung der Lavendelölinhalation beim Setzen eines Venenkatheters zur präoperativen Vorbereitung bei Erwachsenen (Karaman et al., 2016) und Kindern (Bikmoadi et al., 2016), bei der Portpunktionen (Yayla & Ozdemir, 2017) und bei Freiwilligen (Kim et al., 2011). Ebenso können akute postoperative Schmerzen bei chirurgischen Patienten (Gorji et al., 2015; Olapour et al., 2013; Hadi & Hanid, 2011; Kim et al., 2007; Kim et al., 2006), der postoperativen Entfernung der Thoraxdrainage (Hasanzadeh et al., 2016) und des Blasenverweilkatheters (Yu & Seol, 2017) durch die Lavendelölinhalation reduziert werden.

Bei der Literaturrecherche konnten keine deutschsprachigen sowie europäischen Studien, welche die Lavendelölinhalation in Bezug auf die Schmerzreduktion bei der Shuntpunktion bei Hämodialysepatienten untersuchten, eruiert werden. Hier liegt ein Wissensdefizit für den europäischen Kulturkreis vor.

Global betrachtet leiden 13,4% der Weltbevölkerung an einer chronischen Nierenerkrankung (Hill et al., 2016). In Europa, Russland und den Mittelmeerangrenzenden Ländern erhalten 801 Patienten pro eine Million Einwohner eine Nierenersatztherapie. Davon wiederum werden 58% hämodialysiert (Kramer et al., 2018). Das entspricht für Österreich über 4000 Hämodialysepatienten, wobei die Anzahl in den letzten Jahren steigend ist (Kramer, 2016). Bei der Hämodialyse wird die Funktion der Niere durch Diffusion und Konvektion im Dialysator ersetzt oder ergänzt (Brock et al., 2014,

S. 234; Nowack et al., 2009, S. 55). Um die Dialyse durchführen zu können, sind chronische Gefäßzugänge notwendig, um einen möglichst großen Blutfluss zu ermöglichen (Nowack et al., 2009, S. 58). Knapp zwei Drittel der österreichischen Hämodialysepatienten werden über eine native Fistel oder ein Kunststoffinterponat dialysiert (Kramer, 2016), das entspricht zirka 300 Punktionen pro Jahr pro Patient (Figueiredo et al., 2008; Montero et al., 2004), wobei die Strickleiterpunktion als Standardtechnik angewandt wird (Figueiredo et al., 2008).

Mehr als die Hälfte der Hämodialysepatienten geben bei der Shuntpunktion mäßige Schmerzen an, ein Drittel spricht von starken Schmerzen (da Silva et al., 2016). Schmerzen während der Shuntpunktion stellen für die Patienten ein großes Problem dar (Kaza et al., 2014). Fast die Hälfte der Patienten, welche Analgetika einnehmen, klagen über Nebenwirkungen (Aitken et al., 2013). Die effektivste Methode, um Schmerzen schulmedizinisch zu reduzieren, ist die Emla Creme, wobei hier die Einwirkzeit eine Stunde beträgt (Malekshahi et al., 2017). Daher ist es wichtig, eine geeignete nicht-pharmakologische Methode zu finden, um die Punktionsschmerzen zu reduzieren (Kaza et al., 2014).

Bei der Verwendung von Aromapflege im Schmerzmanagement zeigt sich ein positiver Effekt (Lakhan et al., 2016). Besonders Lavendel scheint hier eine Affizierbarkeit gegenüber Schmerzreizen zu senken (Gedney et al., 2004). Lavendel hat somit eine beträchtliche antinozizeptive sowie analgetische Wirkung (Hajhashemi et al., 2003). Zusätzlich wirkt sich Lavendelöl positiv auf Angst und Stress aus (Johnson et al., 2016). Durch die Inhalation gelangen die ätherischen Ölmoleküle schnell in den Kreislauf und anschließend ins Gehirn (Price & Price, 2007, S. 140). So zeigt die Inhalation eine stärkere analgetische Wirkung als die orale Gabe (Barocelli et al., 2014).

Durch die Anwendung von Aromapflege können Dialysekomplikationen auf unterschiedlichen Ebenen gelindert werden, unter anderem auch Angst, Stress und Schmerzen bei der Shuntpunktion (Bouya, 2018). Denn für Patienten ist für eine erfolgreiche Shuntpunktion nicht nur die Technik der punktierenden Pflegeperson von Bedeutung, sondern auch die therapeutische Beziehung und eine entspannte Atmosphäre (Wilson, 2017).

Schmerz ist eine unangenehme sensorische und emotionale Erfahrung, verbunden mit einer tatsächlichen oder möglichen Gewebsschädigung (Aydede, 2017; Loser & Treede, 2008). Akuter Schmerz hat einen plötzlichen Beginn und tritt als Reaktion auf ein Gewebstrauma auf (Chapmann & Nakamura, 1999). Somit ist Schmerz fraglos ein Ereignis in einem Teil des menschlichen Körpers, gleichzeitig aber auch eine emotionale Erfahrung, da er immer unangenehm ist (Aydede, 2017). Hier setzt das Biopsychosoziale Modell an, das ein ganzheitliches Krankheitsverständnis beschreibt (Egger, 2005). So wirken bei einem Patienten nicht nur die physische Komponente mit ein, sondern auch die Psyche und das soziale Umfeld (Dorner et al., 2011). Jeder Organismus verfügt über ein körpereigenes Schmerzhemmsystem, indem das Gehirn Einfluss auf die periphere Schmerzwahrnehmung hat. Das kann dazu führen, dass Patienten bei gleichen Eingriffen eine unterschiedliche Schmerzintensität angeben. So kann beispielsweise auch die analgetische Wirkung von Placebos, Akupunktur und Hypnose erklärt werden (Melzack & Wall, 1965).

Aromatherapie stellt eine leicht anzuwendende, schnell wirksame, günstige und nicht invasive Methode dar, um Schmerzen bei der Shuntpunktion zu reduzieren und kann vom Pflegepersonal selbstständig durchgeführt werden (Alishgarpour et al., 2016). Ätherische Öle haben eine vorhersehbare Wirkung auf das zentrale Nervensystem (Dobetsberger & Buchbauer, 2011).

Unterschiedliche Öle werden zur Schmerzreduktion herangezogen, wobei vor allem Lavendelöl auf unterschiedlichen Ebenen wirkt, so hat es einen positiven Einfluss auf Schmerz, Angst und Stress (Johnson et al., 2016).

Das Ziel der Masterarbeit ist daher, den Effekt der präventiven Lavendelölinhalation auf das Schmerzempfinden während der Shuntpunktion bei Hämodialysepatienten zu untersuchen.

4 Methode

Im folgenden Kapitel wird die Methode beschrieben. Erst wird auf die Forschungsfrage mit den Hypothesen eingegangen, anschließend werden das Studiendesign, das Setting und die Stichprobe der Teilnehmer näher beschrieben. Dann erfolgt die Darstellung der Intervention, der Erhebungsinstrumente, des Datenerhebungsvorganges und der statistischen Analyse. Das Kapitel schließt mit der Darstellung ethischer Aspekte.

4.1 Forschungsfrage und Hypothesen

Aus der oben angeführten Zielsetzung ergab sich folgende Fragestellung:
Kann die präventive Inhalation von 10%igem Lavendelöl die Schmerzen von Hämodialysepatienten während der Shuntpunktion verringern?

Davon abgeleitet wurden folgende Hypothesen formuliert:
H_0: Die Schmerzintensität von Hämodialysepatienten bei der Shuntpunktion ist nach der Lavendelölinhalation gleich stark wie nach der Mandelölinhalation und keiner Intervention.

H_1: Die Schmerzintensität von Hämodialysepatienten bei der Shuntpunktion ist nach der Lavendelölinhalation signifikant geringer als nach der Mandelölinhalation und keiner Intervention.

Als unabhängige Variable wird die Lavendelölinhalation, Mandelölinhalation oder keine Inhalation angesehen, als abhängige Variable ist der Schmerzscore zu betrachten.

4.2 Studiendesign

Die geplante Studie wurde im Cross-over Design durchgeführt. Bei diesem Design erhält jeder Patient sowohl die Intervention als auch die Kontrolle (Schumacher & Schulgen, 2008, S. 305f). Die Probanden werden in zwei Gruppen aufgeteilt, wobei zunächst Gruppe A in der ersten Behandlungsperiode Therapie 1 und in der zweiten Behandlungsperiode Therapie 2 erhält. In der Gruppe B ist die Reihenfolge, in der die beiden Therapien verabreicht werden, umgekehrt (Schumacher & Schulgen, 2008, S. 305f). Um den Übergangseffekt (Carry-over Effekt) auszuschalten, wird eine sogenannte Wash-Out Phase zwischengeschalten, bei der keine der beiden Behandlungen verabreicht wird. Das Design ist bei chronisch Kranken anwendbar, wenn Therapien zur Linderung getestet werden sollen (Schumacher & Schulgen, 2008, S. 305ff; Brown, 1980).

4.3 Setting

Die Studie wurde im März und April 2018 am Dialysezentrum Wien Donaustadt durchgeführt, welches von den Trägern Wiener Krankenanstaltenverbund, Wiener Gebietskrankenkasse und dem Konvent der Barmherzigen Brüder Wien betrieben wird. Das Dialysezentrum Wien Donaustadt bietet 72 Hämodialyseplätze auf vier Stationen. Die Dialysen erfolgen im 3-Schichtbetrieb. Zum Untersuchungszeitpunkt wurden 319 Patienten in diesem Dialysezentrum hämodialysiert.

4.4 Stichprobe

Alle Patienten, die zum Zeitpunkt der Studie am Dialysezentrum Wien Donaustadt dialysiert wurden und den Einschlusskriterien entsprachen, hatten die Möglichkeit an der Studie teilzunehmen.

Die Einschlusskriterien waren Hämodialysepatienten über 18 Jahre mit arteriovenösen Shunt oder Kunststoffinterponat, die Patienten mussten bereits mehr als zwölf Shuntpunktionen gehabt haben, durften sich nicht selbst punktieren und mussten mindestens zwei Dialysen pro Woche erhalten. Sie mussten bei vollem Bewusstsein sein, durften keine Allergien gegen die verwendeten Öle aufweisen, der Shuntarm musste frei von Ekzemen sein, die Shuntoperation sollte länger als sechs Wochen her sein, es sollte keine Einnahme von Bedarfsschmerzmedikation in den letzten sechs Stunden erfolgt haben. Weiters durften die Patienten keine anästhesierenden Cremes oder Gels aufgetragen haben, zum Studienzeitpunkt an keiner anderen Studie teilgenommen haben und eine unterzeichnete Einverständniserklärung sollte vorhanden sein. Ausgeschlossen wurden Patienten unter 18 Jahre, wenn die Hämodialyse nicht über einen Shunt oder ein Kunststoffinterponat durchgeführt wurde. Wenn die Patienten weniger als 13 mal punktiert wurden, weniger als zwei Hämodialysen in der Woche haben, nicht bei vollem Bewusstsein waren, Allergien gegen die verwendeten Öle aufwiesen, wenn Ekzeme am Shuntarm vorhanden waren, es zu einer Fehlpunktion bei der Arterienkanüle kam, sie in den letzten sechs Stunden Bedarfsschmerzmedikation eingenommen oder im Shuntbereich aufgetragen haben, sie an anderen Studien teilnahmen, sich selbst punktierten und keine unterzeichnete Einverständniserklärung vorlag.

Nach dem positiven Beschluss der Ethikkommission wurden die Patienten durch die Forscherin rekrutiert. Dazu erhielten die Patienten ein Informationsblatt und wurden mündlich ausführlich über die Interventionsstudie informiert. Wenn sie alle Einschlusskriterien erfüllten und der Teilnahme an der Untersuchung zustimmten, erhielten sie eine informierende Einwilligungserklärung zur Unterzeichnung. Wenn eine unterzeichnete Einwilligungserklärung vorhanden war, wurde der Verträglichkeitstest durchgeführt. Dazu wurden zwei Tropfen des 10%igen Lavendelöls in die Armbeuge oder auf der Innenseite des Unterarms aufgetragen, wobei es sich hier nicht um den Shuntarm handelte und das Öl 30 Minuten belassen wurde. Nach Ablauf der Zeit wurde die Reaktion von der Forscherin abgelesen. Lag eine Überempfindlichkeits- oder Unverträglichkeitsreaktion (Rötung, Schwellung, Quaddelbildung oder Juckreiz) vor, wurden die Probanden von der Studie ausgeschlossen (Steflitsch et al., 2013, S. 391). Unerwünschte Reaktionen wurden den Ärzten mitgeteilt und dokumentiert.

Da das Lavendelöl einen starken Geruch aufweist und das Ergebnis der Mitpatienten, die im selben Zimmer lagen, beeinflussen hätte können, wurden die Gruppen tageweise gebildet, so dass die Patienten der Montag-Mittwoch-Freitag-Schicht Gruppe A und die Patienten der Dienstag-Donnerstag-Samstag-Schicht Gruppe B angehörten.

Die Stichprobenanzahl wurde mittels G*Power 3.0.10 Software errechnet (Faul, Erdfelder, Lang & Buchbauer, 2007). Zur Berechnung der Stichprobe wurde von einer Effektgröße von 0,5, einer Power von 0,8 und α von 0,05 ausgegangen. Das ergab eine Stichprobe von insgesamt 34 Probanden in beiden Gruppen zusammen. Es wurde von einer Dropoutrate von 20% ausgegangen. Aus diesem Grund wurde die Stichprobe auf 40 Probanden erhöht.

4.5 Intervention

Bei der ersten Messung (Baseline) wurde keine Intervention angewandt. Die zweite Messung erfolgte bei einer weiteren Hämodialyse, wobei jeweils die Patienten der ersten Gruppe die Inhalation von Lavendelöl und die Patienten der zweiten Gruppe die Inhalation von Mandelöl erhielten. Zwischen zweiter und dritter Messung wurde eine Wash-Out Phase von mindestens 48 Stunden eingehalten, damit der Behandlungseffekt der ersten Periode abklingen konnte. Bei der dritten Messung erhielten die Patienten der ersten Gruppe die Inhalation mit Mandelöl und die Patienten der zweiten Gruppe die Inhalation mit Lavendelöl.

Zuerst erfolgte die Messung der Baseline, wobei während der Routinepunktion, ohne Intervention die Schmerzintensität nach der Punktion der arteriellen Kanüle und somit vor der Punktion der venösen Kanüle erfasst wurde. Bei der Durchführung der Intervention wurden drei Tropfen des 10%igen Lavendelöls auf einen Tupfer appliziert und dieser anschließend zirka zehn Zentimeter von der Patientennase entfernt platziert und dort belassen. Das Lavendelöl wurde von der Stefans-Apotheke Horn gemischt und besteht aus 10% Lavendelöl und 90% Mandelöl. Das Lavendelöl stammt von Elisabeth Schubert, softline NEA GesmbH, A-1170 Wien, Chargennummer: 1744EO-3317, Mindesthaltbarkeitsdatum: 10/2019 und wurde durch Wasserdampfdestillation aus den Blütenbeständen von Lavandula angustifolia Miller gewonnen. Das Lavendelöl setzt sich hauptsächlich aus Linalylacetat (42,5%), Linalol (36%), (S)-Linalool (3,2%) und Cineol (1%) zusammen. Dieses Lavendelöl wurde mit Mandelöl, welches auch als Placebo herangezogen wurde, gemischt. Das Mandelöl (Amygdalae oleum raffinatum), Chargennummer: 17K03-B03-342367, Mindesthaltbarkeitsdatum 04/2019 wurde von Gustav Hess GmbH in Deutschland hergestellt, bei Fagron Services B. V. in den Niederlanden abgefüllt und durch Raffination gewonnen. Beide Öle wurden von der Stefans-

Apotheke Horn am 15. März 2018 in zehn Milliliter Flaschen mit Dosierpipette abgefüllt.

Bei der Durchführung der Kontrollintervention wurden drei Tropfen Mandelöl auf einen Tupfer appliziert und dieser anschließend ebenfalls rund zehn Zentimeter von der Patientennase entfernt platziert und dort belassen.
Nach fünf Minuten wurden bei der Intervention und der Kontrollintervention der Tupfer weiter belassen und anschließend, in allen drei Untersuchungsstadien gleich, mit dem Hautdesinfektionsmittel Isozid desinfiziert. Nach Abwarten der Einwirkzeit des Desinfektionsmittels wurde die Punktion durchgeführt. Die Punktion erfolgt durch das diensthabende diplomierte Pflegepersonal mit mindestens einem halben Jahr Erfahrung auf einer Dialyseeinheit, mit Kanülen der Firma Fresenius medical care Dialysekanülen Type AV oder Gambro Dialysekanüle Hospal plume-S in den Stärken 15, 16 oder 17 Gauge, wobei pro Patient in allen drei Untersuchungsstadien die gleiche Kanülenstärke verwendet wurde. Bei dem Setzen der Kanüle zeigte die Nadelmündung nach unten in einem Winkel von 30 bis 90 Grad. Nach der Punktion der arteriellen Kanüle und somit vor der Punktion der venösen Kanüle wurde die Schmerzintensität erfasst. Anschließend wurde der Tupfer mit dem Öl entfernt.

Im Vorfeld der Untersuchung wurde ein Informationsblatt sowie eine Kurzzusammenfassung der Studie in den Dienstzimmern von den Stationsleitungen ausgehängt. Weiters wurde im Rahmen einer internen Fortbildung, bei der diplomierte Pflegepersonen der beiden Stationen, deren Stationsleitungen, sowie der Pflegedirektor und der ärztliche Leiter anwesend waren, die Studie insbesondere deren Durchführung erklärt und offene Fragen beantwortet. Vor jeder Messung bereitete die Forscherin die Untersuchungsmaterialien sowie eine Kurzbeschreibung des Ablaufes auf der Position der teilnehmenden Patienten vor und erklärte der zuständigen

Pflegeperson den Ablauf der Intervention persönlich und klärte die Fragen der Pflegepersonen und Patienten auf.

In Abbildung 4 ist der Studienablauf mittels Flussdiagramm schematisch dargestellt.

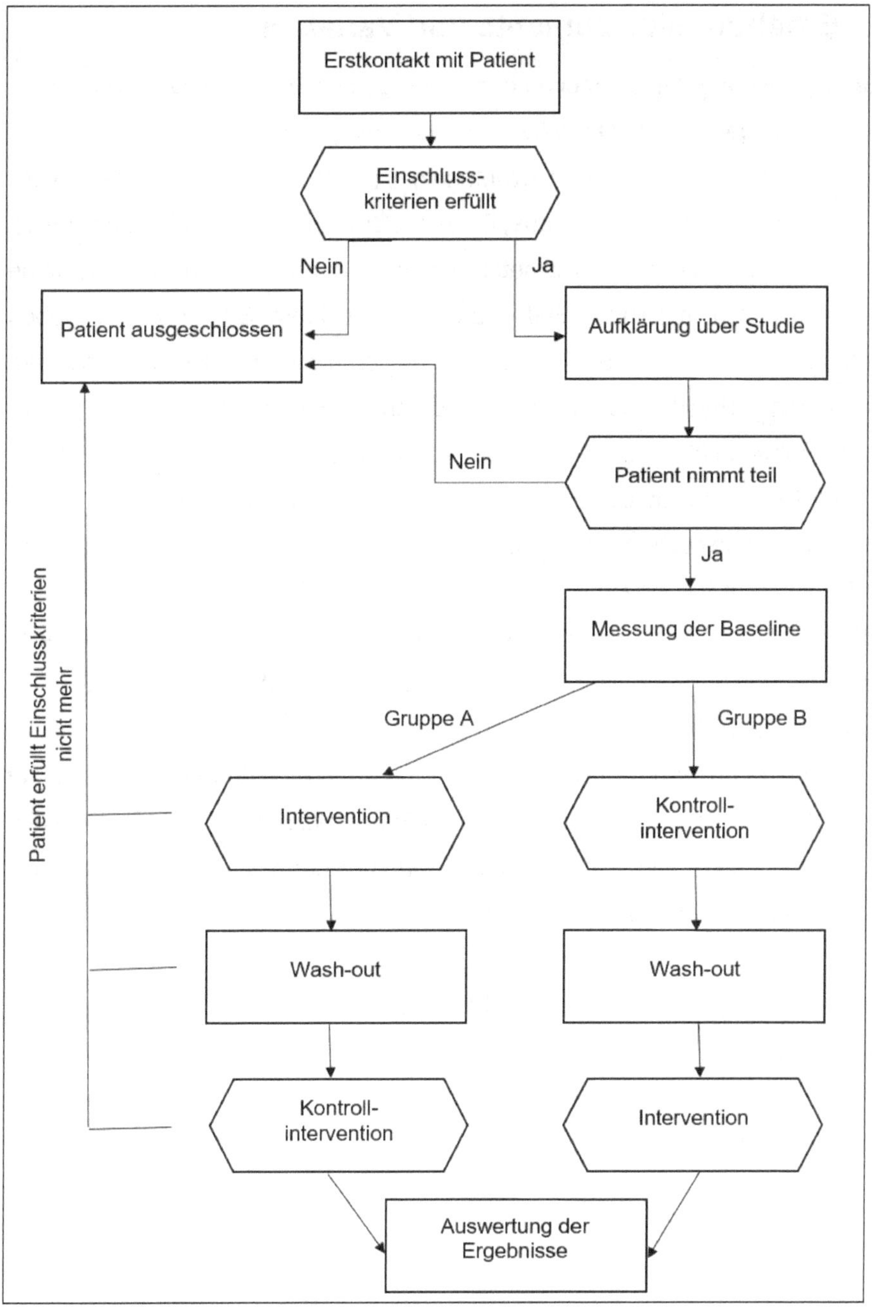

Abb. 4: Diagramm zum Studienablauf (eigene Darstellung)

4.6 Erhebungsinstrumente und Variablen

Für die Messung der Schmerzintensität wurde der Schmerzscore mittels VAS (Anhang 1) gemessen. Die VAS ist valide, reliabel und für statistische Tests geeignet (Ponce de Leon, Lara-Muñoz, Feinstein & Wells, 2004; Myles, Troedel, Boquest & Reeves, 1999; Price, McGrath, Rafii & Buckingham, 1983). Sie besteht aus einer 100 Millimeter langen Linie, an deren linken Ende keine Schmerzen und am rechten Ende stärkster vorstellbarer Schmerz geschrieben steht (Jensen, Karoly & Braver, 1986). Der Score wird vom Nullpunkt bis zum markierten Punkt gemessen, dadurch können 101 Levels der Schmerzintensität entstehen (Guyatt, Townsend, Berman & Keller, 1987; Dixon, 1986; Jensen et al., 1986; Kremer, Atkinson & Ignelzi, 1981). Eine Studie mit chinesischen Patienten zeigte auf, dass die vertikale Darstellung der VAS geringere Fehler aufweist als die horizontale Skala (Aun, Lam & Collett, 1986). Die grafische Darstellung der VAS sollte sich an der normalen Lesetradition der Population, welche untersucht wird, orientieren (Scott & Huskinsson, 1979). Bei deutschsprechenden Personen zeigt die horizontale Version eine uniformere Verteilung der Werte und eine höhere Sensitivität für Veränderungen als die vertikale (Ogon, Krismer, Söllner, Kantner-Rumplmaier & Lampe, 1996). Aus diesem Grund wird bei der vorliegenden Arbeit die horizontale Version der VAS herangezogen.

Es werden folgende demographische Daten der Patienten erhoben, das Alter in Kategorien von 10 Jahren, das Geschlecht, die Dialysen pro Woche, der Zeitpunkt der ersten Hämodialyse (Jahren) und der ersten Shuntpunktion (Jahren) sowie die Lokalisation des Shunts und die Kanülenstärke.

4.7 Datenerhebungsvorgang

Die demographischen Daten wurden von der Forscherin bei der Rekrutierung mittels Datenerhebungsblatt (Anhang 2), erhoben.

Die Schmerzintensität erfragte die Pflegeperson, welche die Punktion durchgeführt hat. Dazu zeigte sie dem Patienten die VAS und fragte wie stark die Schmerzen bei der Punktion waren. Weiters informierte sie den Patienten darüber, dass links keine Schmerzen und rechts die größten vorstellbaren Schmerzen sind. Anschließend forderte sie den Patienten auf, einen Punkt mittels Schieber auf der 100 Millimeter Skala zu markieren, um die Schmerzintensität anzugeben. Auf dem vorgefertigten Datenblatt notierte sie die Schmerzintensität, das Datum der Punktion, die Inhalationsdauer, die Kanülenstärke, ob es bei der ersten Punktion zu einer Fehlpunktion kam und ob der Patient in den letzten sechs Stunden eine Bedarfsschmerzmedikation eingenommen oder aufgetragen hatte.

4.8 Statistische Analyse

Die Daten wurden mit der Software IBM SPSS Statistics 24 ausgewertet. Die Irrtumswahrscheinlichkeit wird bei $\alpha \leq 0{,}05$ festgelegt.

Erst wurden die demographischen Daten wie Alter, Geschlecht, Lokalisation Shunt, Shuntart, Kanülenstärke, Dialysen pro Woche, Dialysedauer (Jahre), und Shuntpunktion (Jahre) beschrieben und anschließend die Gruppen bezüglich dieser Daten miteinander verglichen, um ausschließen zu können, dass zwischen den Gruppen Unterschiede bezüglich der demographischen Daten bestehen. Dazu wurde der Chi²-Test herangezogen, mit welchem untersucht wurde, ob sich die Gruppen hinsichtlich eines Merkmals unterscheiden. Er ist für nominale und ordinale aber rein rechnerisch auch für metrische Daten anwendbar (Koller, 2014, S. 138).

Im nächsten Schritt erfolgte der deskriptive Gruppenvergleich. Dazu wurden der Mittelwert, der Konfidenzintervall, der Median, die Standardabweichung, das Minimum und Maximum des Schmerzscores der einzelnen Gruppen, sowie des Gesamtschmerzscores berechnet. Anschließend erfolgte die Prüfung auf Normalverteilung der VAS in den einzelnen Gruppen. Dazu wurde einerseits die grafische Analyse mittels Histogramm und Q-Q-Diagramm sowie die statistischen Kennzahlen Schiefe und Kurtosis und zur Berechnung der Kolmogorov-Smirnov Test herangezogen.

Im Anschluss erfolgte die Berechnung mittels Mann-Whitney-U Test um festzustellen, ob sich die Untersuchungsgruppen unterschieden. Der Mann-Whitney-U Test wird zur Berechnung herangezogen, wenn zwei Gruppen hinsichtlich eines ordinal oder metrisch skalierten Merkmals miteinander verglichen werden (Koller, 2014, S. 168f). Weiters wird er dem T-Test für unabhängige Stichproben vorgezogen, wenn die abhängigen Variablen der einzelnen Gruppen keine Normalverteilung aufweisen und pro Gruppe weniger als 30 Probanden sind (Koller, 2014, S. 158).

Im nächsten Schritt wurden die Differenzen der erhobenen VAS Punkte der einzelnen Untersuchungsstadien auf Normalverteilung überprüft. Dazu wurde der Kolmogorov-Smirnov Test herangezogen. Weiters erfolgte die deskriptive Prüfung auf Normalverteilung mittels Histogramm, dem Q-Q Diagramm, beziehungsweise den statistischen Kennzahlen Schiefe und Kurtosis.

Nach der Prüfung auf Normalverteilung wurde der Wilcoxon-Test zur Berechnung herangezogen. Der Wilcoxon-Test wird herangezogen, wenn der Verteilungsunterschied zwischen zwei zusammenhängenden Variablen untersucht werden soll (Koller, 2014, S. 182). Um diesen Test anwenden zu können ist mindestens ein ordinales Datenniveau notwendig. Weiters wird er zur Berechnung dem T-Test für unabhängige Stichproben vorgezogen, wenn die Anzahl der Stichprobe geringer als 30 Probanden beträgt und die Normalverteilung der Differenz der Vergleichsvariablen nicht gegeben ist (Koller, 2014, S. 175f).

Im Anschluss wurde eine Korrelationsanalyse der demographischen Daten in Beziehung mit der Schmerzintensität der Baseline durchgeführt. Bei der Korrelationsanalyse wird die Stärke und Richtung von Zusammenhängen zwischen zwei ordinalen oder metrischen Variablen dargestellt (Koller, 2014, S. 209), wobei ein Wert von 0 bis 0,3 einen leichten Zusammenhang beschreibt, ein Wert zwischen 0,3 und 0,5 einen mittelstarken Zusammenhang und der Wert von 0,5 bis 1 einen starken Zusammenhang angibt (Koller, 2014, S. 214). Die Pearson-Korrelation wird herangezogen, wenn beide Variablen mindestens ein metrisches Datenniveau aufweisen (Koller, 2014, S. 210). Zur Berechnung der Zusammenhänge mit mindestens ordinalen Datenniveau wird die Korrelation nach Spearman herangezogen. Diese wird auch angewandt, wenn eine der Variablen kein metrisches Datenniveau aufweist. Weiters wird die Korrelation nach Spearman herangezogen, wenn weniger als 30 Personen befragt wurden (Koller, 2014, S. 220).

4.9 Endpunkt der Untersuchung

Als primärer Endpunkt wurde, ein Unterschied im Schmerzscore mittels VAS bei der Shuntpunktion bei Hämodialysepatienten nach der Inhalation von 10%igem Lavendelöl gegenüber keiner Intervention und der Inhalation von Mandelöl definiert.

Der sekundäre Endpunkt der vorliegenden Studie ist, einen Zusammenhang zwischen der Schmerzintensität der Baseline mit den demographischen Daten aufzuzeigen.

4.10Ethische Aspekte

Es wurde beim Pflegedirektor und dem ärztlichen Direktor des Dialysezentrums Wien Donaustadt angefragt, ob sie bereit wären, das pflegewissenschaftliche Forschungsvorhaben zu unterstützen. Beide sicherten ihre Unterstützung zu, wobei sie jederzeit die Zusammenarbeit ohne Angaben von Gründen und ohne jegliche Konsequenz beenden konnten. Weiters wurden sie gebeten, die Forscherin bei der Rekrutierung zu unterstützen, um Ein- und Ausschlusskriterien der potentiellen Teilnehmer zu eruieren. Bei der Rekrutierung erhielten die potentiellen Teilnehmer das Informationsblatt und die Einwilligungserklärung. Sobald die Einwilligungserklärung unterschrieben war, erklärte sich der Patient bereit, an der Studie teilzunehmen.

Die Teilnehmer wurden darüber informiert, dass sie die Teilnahme an der Studie jederzeit und ohne Angaben von Gründen sowie ohne jegliche Konsequenz beenden konnten. Weiters wurden sie ausführlich über den Hintergrund und die Ziele sowie den etwaigen Nutzen und die Risiken einer Studienteilnahme informiert. Ebenso wurden sie über den Datenschutz und die Vertraulichkeit und die Anonymität bei einer Studienteilnahme aufgeklärt.

Das Informationsblatt und die Einverständniserklärung waren in einer für Laien verständlichen Sprache formuliert. Vor der Unterzeichnung der Einwilligungserklärung fragte die Forscherin die potentiellen Teilnehmer, ob die erhaltenen Informationen verständlich waren und ob es noch offene Fragen gäbe. Außerdem wurden die Ziele des Forschungsprojekts klar und verständlich erläutert. Nicht oder eingeschränkt einwilligungsfähige Teilnehmer wurden von der Studie ausgeschlossen. Ebenso wurden Teilnehmer, die aufgrund mangelnder Deutschkenntnisse die Erläuterungen nicht verstanden von der Studie ausgeschlossen. Da zum Zeitpunkt der Datenerhebung zwei weitere Studien am Dialysezentrum Donaustadt liefen, wurden auch die Teilnehmer dieser Studien von der vorliegenden Studie ausgeschlossen.

Letztlich entschieden aber die Hämodialysepatienten bewusst und freiwillig für oder gegen eine Studienteilnahme.

Um Schmerzen bei der Shuntpunktion bei Hämodialysepatienten durch pflegerische Maßnahmen zu reduzieren, war es zwingend notwendig, diese Gruppe zu untersuchen. Durch die Schmerzreduktion kann zu einer Steigerung der Lebensqualität bei Hämodialysepatienten beigetragen werden.
Die potentiellen Teilnehmer wurden über Nutzen und Risiken bezüglich der Teilnahme an der Studie aufgeklärt. Mögliche Risiken sind eine allergische Reaktion gegenüber den verwendeten Ölen. Diese wurde mit Hilfe des Verträglichkeitstests im Vorfeld überprüft. Dazu wurden die zuständigen Ärzte vorher informiert um bei einer unerwünschten Reaktion Gegenmaßnahmen einleiten zu können.
Um die Anonymität der Teilnehmer zu wahren, wurden die Namen der Probanden für die Datenanalyse durch Ziffern ersetzt, zum Beispiel: Patient 1,

Patient 2. Weiters wurde die Station, auf welcher die Probanden dialysiert wurden, nicht genannt.
Um keine Rückschlüsse geben zu können, wurden die Einverständniserklärungen und die erhobenen Daten getrennt voneinander und für Dritte unzugänglich aufbewahrt. Die Computerdateien sind Passwort geschützt. Die erhobenen Daten wurden ausschließlich zum Zweck der geplanten Masterarbeit verwendet und alle erhobenen Informationen behandelte die Forscherin vertraulich und unter Wahrung der Schweigepflicht gegenüber Dritten.

Im Vorfeld wurde das Studienprotokoll bei der zuständigen Ethikkommission, der Ethikkommission der Barmherzigen Brüder Wien eingereicht. Ein positives Ethikvotum wurde am 26. Februar 2018 von der Ethikkommission erteilt.

5 Ergebnisse

Im folgenden Kapitel werden die Ergebnisse deskriptiv und analytisch mittels Tabellen, Graphiken und in Textform dargestellt. Anfangs wird die Rücklaufquote der Teilnehmer näher beschrieben, dann wird auf die Stichprobencharakteristika der Studienteilnehmer näher eingegangen, der deskriptive Gruppenvergleich beschrieben und anschließend die Analyse der Ergebnisse im Gruppenvergleich durchgeführt. Im Anschluss wird die Korrelationsanalyse durchgeführt und schließlich die Ergebnisse zusammengefasst.

5.1 Rücklaufquote der Teilnehmer

Im Untersuchungszeitraum befanden sich am Dialysezentrum Wien Donaustadt 319 Patienten in Behandlung (Abbildung 5). Bereits im Vorfeld der Rekrutierung wurden mit Hilfe der diensthabenden Pflegepersonen 187 Patienten von der Studie ausgeschlossen. Diese ausgeschlossenen Patienten hatten entweder einen permanenten zentralenvenösen Katheter, nahmen im Untersuchungszeitraum an einer anderen Studie teil, verstanden die deutsche Sprache nicht, hatten die Diagnose Demenz, hatten in den letzten sechs Wochen eine Shuntoperation oder weniger als 13 Shuntpunktionen.

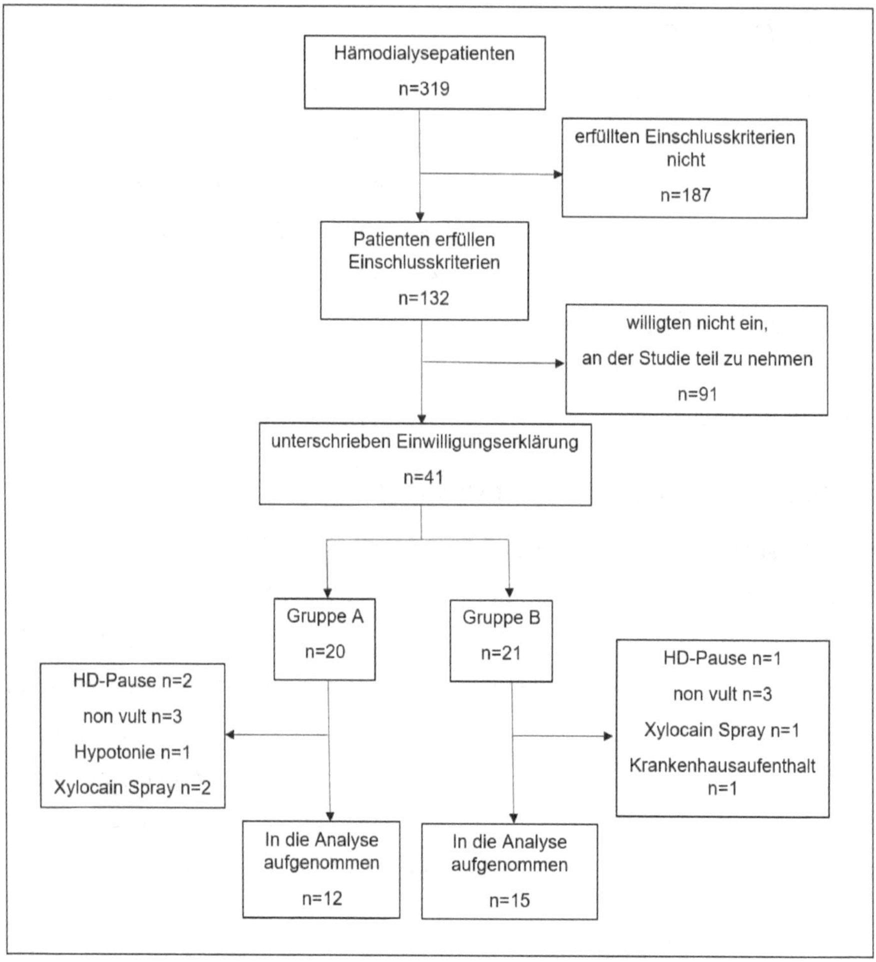

Abb. 5: Flussdiagramm des Rekrutierungsprozesses (eigene Darstellung)

Die 132 infrage kommenden Patienten wurden über das Vorhaben mit Hilfe der informierenden Einwilligungserklärung und für die Studie wichtigem Anschauungsmaterial aufgeklärt und alle Fragen der Patienten bezüglich der Studie geklärt. Nachdem sich die Forscherin versichert hatte, dass die Patienten alle Informationen verstanden hatten, legte sie die Einwilligungserklärung zum Unterschreiben vor. Nach Erhalt der unterschriebenen Einwilligungserklärung, versicherte sie sich, dass die

Patienten keine Ekzeme am Shuntarm hatten und führte anschließend den Verträglichkeitstest durch, welcher in allen Fällen negativ ausfiel.

Insgesamt wurden 41 Hämodialysepatienten in die Studie aufgenommen. Gruppe A hatte anfangs 20 Teilnehmer, wobei im Laufe der Studie insgesamt acht Teilnehmer aus der Studie ausschieden. Gründe dafür waren bei zwei Teilnehmern eine von Seiten der Ärzte verordnete Dialysepause, drei Teilnehmer wollten aus persönlichen Gründen nicht mehr an der Studie teilnehmen, ein Teilnehmer wurde von der betreuenden Pflegeperson aufgrund hypotoner Werte ausgeschlossen und zwei Teilnehmer verwendeten vor der Hämodialysebehandlung ein Lokalanästhetikum. In Gruppe B gab es anfangs 21 Teilnehmer, wobei hier im Laufe der Studie sechs Teilnehmer ausgeschlossen wurden. Ein Teilnehmer dieser Gruppe bekam eine Dialysepause von den Ärzten verordnet, drei Teilnehmer nahmen aus persönlichen Gründen nicht mehr an der Studie teil, einer verwendete vor Dialyseantritt ein Lokalanästhetikum, und ein Teilnehmer hatte zu dieser Zeit einen Krankenhausaufenthalt und wurde deshalb in einer anderen Institution dialysiert. Insgesamt lieferten 27 Hämodialysepatienten, davon zwölf Patienten in Gruppe A und 15 Patienten in Gruppe B, verwertbare Daten für die Analyse.

5.2 Stichprobencharakteristika der Studienteilnehmer

Insgesamt konnten die Daten von 27 Patienten, welche die Einschlusskriterien erfüllten, in die Studie aufgenommen werden. Davon waren 37% (n=10) der Personen weiblich und 63% (n=17) männlich. Der jüngste Patient war zwischen 31 und 40 Jahre. Der Großteil der Patienten (25,9%; n=7) war zwischen 61 und 70 Jahre alt, dicht gefolgt von den 71 bis 80 Jährigen mit 22,2% (n=6).

Der Shuntarm ist bei 66,7% (n=18) der Teilnehmer der linke Arm, wobei die Lokalisation des Shunts bei 40,7% (n=11) der linke Unterarm und bei 25,9% (n=7) der linke Oberarm war. Bei den restlichen 33,3% (n=9) der Teilnehmer befand sich der Shunt am rechten Arm. Eine arteriovenöse Fistel hatten 88,9% (n=24) der Teilnehmer und die restlichen 11,1% (n=3) wurden über einen sogenannten Kunststoffshunt dialysiert. Die Kanülenstärke betrug bei knapp der Hälfte der Patienten (48,1%; n=13) 16 Gauge und bei den restlichen 51,9% (n=14) 15 Gauge. Keiner der Probanden wurde mit Kanülen der Stärke 17 Gauge punktiert. Nur 7,4% (n=2) der Teilnehmer wurden zweimal pro Woche hämodialysiert. Die restlichen 92,6% (n=25) mussten dreimal wöchentlich zur Hämodialysebehandlung. Die Probanden befanden sich seit durchschnittlich 5,96 Jahren (SD±6,81) an der Hämodialyse und hatten vor durchschnittlich 4,26 Jahren (SD±4,56) die erste Shuntpunktion.

Zwischen den beiden Gruppen konnte mittels Chi^2-Test kein signifikanter Unterschied im Alter nach Kategorien und Geschlecht festgestellt werden. Auch in der Lokalisation des Shunts, der Shuntart, der Kanülenstärke, in den Dialysen pro Woche, Dialysedauer (Jahre) und Shuntpunktion (Jahre) unterschieden sich die Studienteilnehmer statistisch nicht signifikant (Tabelle 1) voneinander.

Tab. 1: Gruppenunterschied auf Charakteristika der Teilnehmer (Gruppe A: n=12; Gruppe B: n=15)

	Chi²-Wert	df	p-Wert
Alter	6,42	5	0,27
Geschlecht	1,34	1	0,25
Lokalisation Shunt	2.81	3	0,42
Shuntart	0,17	1	0,68
Kanülenstärke	0,90	1	0,34
Dialysen (Woche)	2,70	1	0,10
Dialysedauer (Jahre)	16,20	12	0,18
Shuntpunktion (Jahre)	10,77	11	0,46

5.3 Deskriptiver Gruppenvergleich

Die Erhebung der Schmerzintensität wurde in allen drei Untersuchungsstadien mittels VAS durchgeführt. Die Daten der einzelnen Gruppen in den einzelnen Untersuchungsstadien wurden auf Normalverteilung getestet. Die grafische Analyse zeigte mittels Histogramm keine Normalverteilung der einzelnen Gruppen in den jeweiligen Untersuchungsstadien (Abbildung 6).

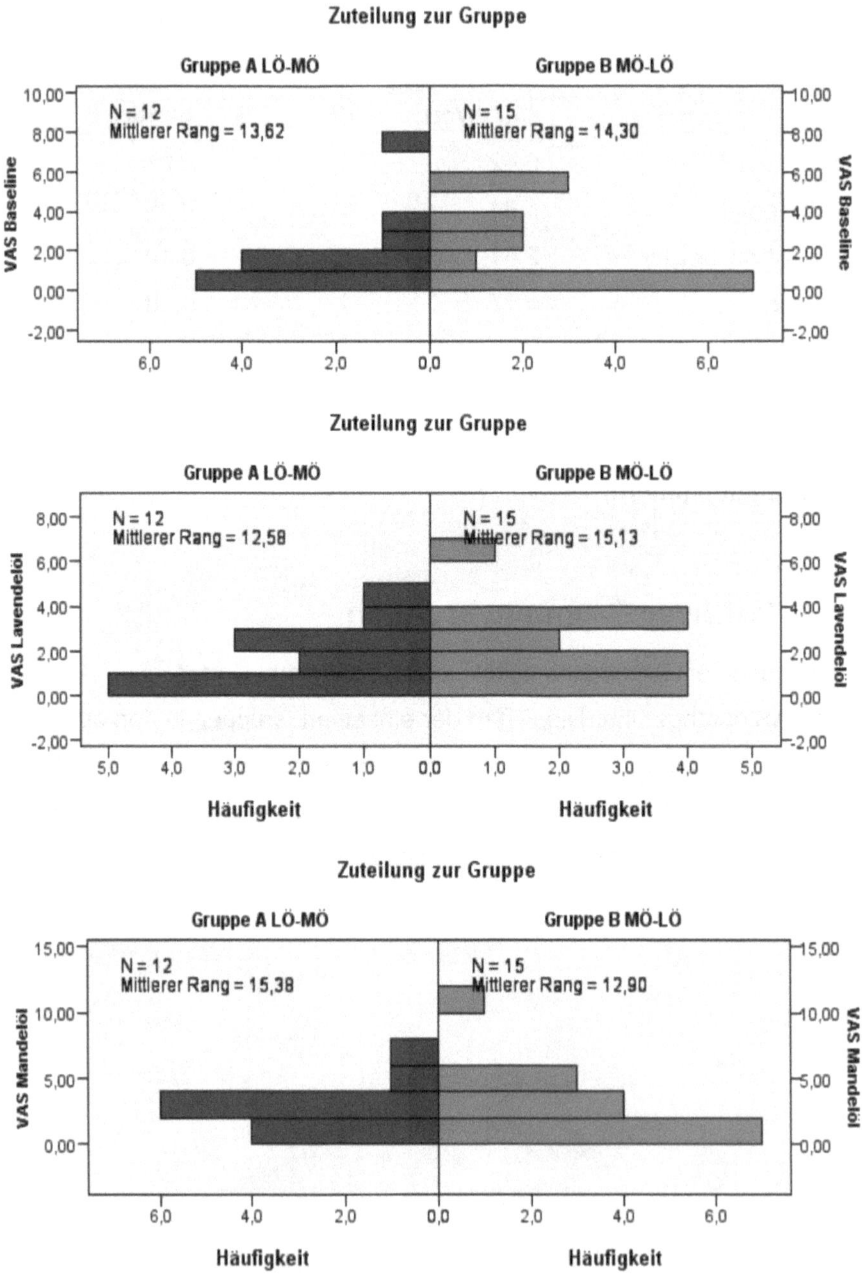

Abb. 6: Überprüfung auf Normalverteilung mittels Histogramm (eigene Darstellung)

Ebenso zeigte sich weder durch die Darstellung mittels den statistischen Kennzahlen Schiefe und Kurtosis (Tabelle 2), noch mittels Q-Q-Diagramme eine Normalverteilung des Schmerzscores der einzelnen Gruppen in den unterschiedlichen Untersuchungsstadien. Nach der Berechnung mittels Kolmogorov-Smirnov Test zeigte sich zwar in der Gruppe A im Untersuchungsstadium Baseline eine Normalverteilung, allerdings konnte in den weiteren Untersuchungsstadien und Gruppen keine Normalverteilung analysiert werden (Tabelle 3).

Tab. 2: Überprüfung auf Normalverteilung mittels Schiefe und Kurtosis

	Gruppe A		**Gruppe B**	
	Schiefe	**Kurtosis**	**Schiefe**	**Kurtosis**
Baseline	2,20	5,49	0,66	-0,92
Mandelölintervention	0,54	-0,16	1,51	2,70
Lavendelölintervention	0,62	-0,73	1,14	1,53

Tab. 3: Überprüfung der Normalverteilung mittels Kolmogorov-Smirnov Test

	Gruppe A		**Gruppe B**	
	df	**Signifikant**	**df**	**Signifikanz**
Baseline	12	0,046	15	0,07
Mandelölintervention	12	0,09	15	0,10
Lavendelölintervention	12	0,20	15	0,15

Da die deskriptive Prüfung keinen Nachweis einer Normalverteilung aufzeigte und die Anzahl der Studienteilnehmer unter 30 Personen pro Gruppe betrug, wurde zum Ausschluss des Carry-Over Effekts der Mann-Whitney-U-Test herangezogen.

Bei der ersten Messung erfolgte die Erfassung der Baseline, wobei sich in Gruppe A ein durchschnittlicher Schmerzscore von 1,69 Punkte (SD±1,99) und in Gruppe B ein durchschnittlicher Schmerzcore von 2,05 Punkte (SD±2,07) zeigte. Somit betrug der Mittelwert des Gesamtschmerzscores 1,89 Punkte (SD±2,0) in beiden Gruppen zusammen. Der Median betrug in Gruppe A 1,10 Punkte, in Gruppe B 1,70 Punkte und in beiden Gruppen zusammen 1,20 Punkte. Der erreichte Maximalscore betrug 7 Punkte und der Minimalscore 0 Punkte (R=8 Punkte). Aus Tabelle 4 können weitere deskriptive Werte zur Baselineerhebung entnommen werden.

Tab. 4: Schmerzausmaß zum Baselinezeitpunkt einzelner Gruppen

Baseline	Gruppe A	Gruppe B	Gesamt
Mittelwert	1,69	2,05	1,89
95% CI	0,43-2,96	0,91-3,20	1,10-2,68
Median	1,10	1,70	1,20
Standardabweichung	1,99	2,07	2
Maximum	7	6	7
Minimum	0	0	0

Zwischen den Gruppen A und B zeigte sich kein signifikanter Unterschied im Schmerzscore der Baseline durch die Berechnung des Mann-Whitney-U-Test (U=94,50; p=0,83).

Im Untersuchungsstadium Mandelölinhalation zeigte sich in Gruppe A ein durchschnittlicher Schmerzscore von 2,49 Punkten (SD±1,87) und in Gruppe B von 2,34 Punkten (SD±2,82). Hier zeigte sich ein Gesamtmittelwert von 2,41 Punkten (SD±2,40), mit einem Minimalwert von 0 in der Schmerzintensität und einem Maximalwert von 10. Der Median betrug hier in Gruppe A 2,75 Punkte, in Gruppe B 2,00 Punkte und im Gesamten 2,00 Punkte. In Tabelle 5 können die weiteren Werte während dem Untersuchungsstadium der Mandelölinhalation entnommen werden.

Tab. 5: Schmerzausmaß zum Zeitpunkt der Mandelölinhalation einzelner Gruppen

Mandelölinhalation	Gruppe A	Gruppe B	Gesamt
Mittelwert	2,49	2,34	2,41
95% CI	1,30-3,68	0,78-3,90	1,46-3,36
Median	2,75	2,00	2,00
Standardabweichung	1,87	2,82	2,40
Maximum	6	10	10
Minimum	0	0	0

Auch bei der Mandelölinhalation zeigte der Mann-Whitney-U-Test keinen statistisch signifikanten Unterschied zwischen den Gruppen im Schmerzscore (U=73,50; p=0,42).

Tabelle 6 zeigte die Werte der Schmerzintensität während der Punktion bei gleichzeitiger Inhalation mit 10%igem Lavendelöl. Hier beträgt der Mittelwert beider Gruppen zusammen 1,69 Punkte (SD±1,61) und der Median 1,00 Punkte, mit einem Minimumwert von 0 Punkte und einem Maximumwert von 6,5 Punkte. Die Probanden der Gruppe A gaben hier einen durchschnittlichen Schmerzscore von 1,38 Punkte (SD±1,37) und Gruppe B einen durchschnittlichen Schmerzscore von 1,93 Punkte (SD±1,8) an. Der Median betrug in Gruppe A 1,00 Punkte und in Gruppe B 1,20 Punkte. Durch den Mann-Whitney-U-Test konnte auch im Untersuchungsstadium Lavendelölinhalation kein statistisch signifikanter Unterschied zwischen den Gruppen festgestellt werden (U=107,0; p=0,40).

Tab. 6: Schmerzausmaß zum Zeitpunkt der Lavendelölinhalation einzelner Gruppen

Lavendelölinhalation	Gruppe A	Gruppe B	Gesamt
Mittelwert	1,38	1,93	1,69
95% CI	0,52-2,25	0,93-2,92	1,05-2,32
Median	1,00	1,20	1,00
Standardabweichung	1,37	1,80	1,61
Maximum	4	6,5	6,5
Minimum	0	0	0

Da in allen drei Untersuchungsstadien keine statistisch signifikanten Unterschiede im Schmerzscore zwischen den Gruppen A und B aufgetreten sind, kann davon ausgegangen werden, dass der Carry-Over Effekt ausgeschlossen werden kann. In Abbildung 7 sind die Mediane der einzelnen Untersuchungsstadien und Gruppen sowie der Gesamtmedian grafisch dargestellt. Weiters kann aus der Grafik entnommen werden, dass die Schmerzintensität in den einzelnen Gruppen während der Mandelölinhalation am höchsten und während der Lavendelölinhalation am niedrigsten war.

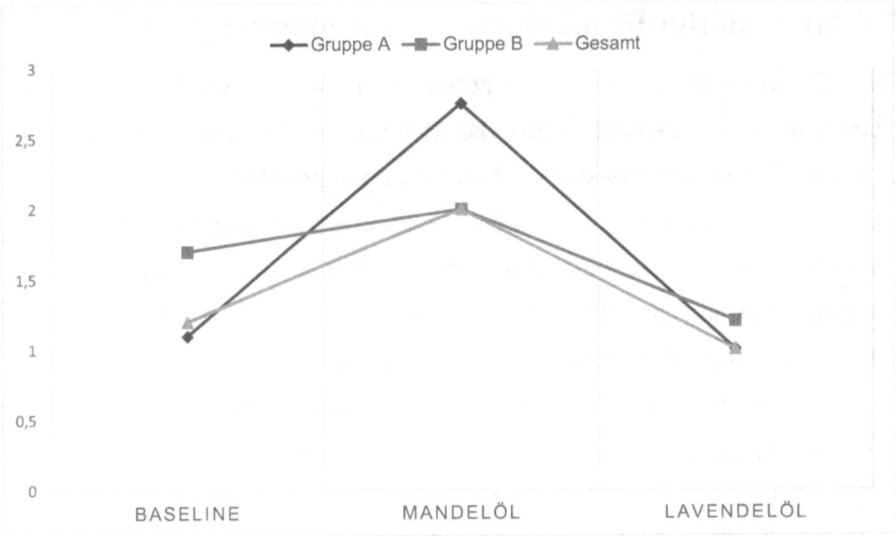

Abb. 7: Vergleich der Mediane der Gruppen in den einzelnen Untersuchungsstadien (eigene Darstellung)

5.4 Analyse der Ergebnisse im Gruppenvergleich

Die Daten der einzelnen Untersuchungsstadien wurden auf ihre Normalverteilung getestet, wozu die Differenzen der VAS zwischen den einzelnen Untersuchungsstadien herangezogen wurden. Der Kolmogorov-Smirnov-Test zeigte zwar in den Differenzen der Untersuchungsstadien der Baseline und Lavendelölinhalation (p=0,07) und Baseline und Mandelölinhalation (p=0,07) eine Normalverteilung, allerdings kam es bei den Differenzen der Untersuchungsstadien in der Mandelölinhalation und Lavendelölinhalation (p=0,01) zu einer statistisch signifikanten Abweichung der Normalverteilung. Die deskriptive Prüfung auf Normalverteilung wurde mittels Histogramm, beziehungsweise der statistischen Kennzahlen Schiefe und Kurtosis (Tabelle 7) sowie dem Q-Q-Diagramm (Abbildung 8 und 9) überprüft. Die grafische Analyse zeigte keine Normalverteilung in allen drei Untersuchungsstadien.

Tab. 7: Überprüfung auf Normalverteilung mittels Schiefe und Kurtosis

Differenz von VAS	Schiefe	Kurtosis
Baseline-Lavendelöl	1,89	5,21
Mandelöl-Lavendelöl	0,91	0,45
Baseline-Mandelöl	1,32	1,56

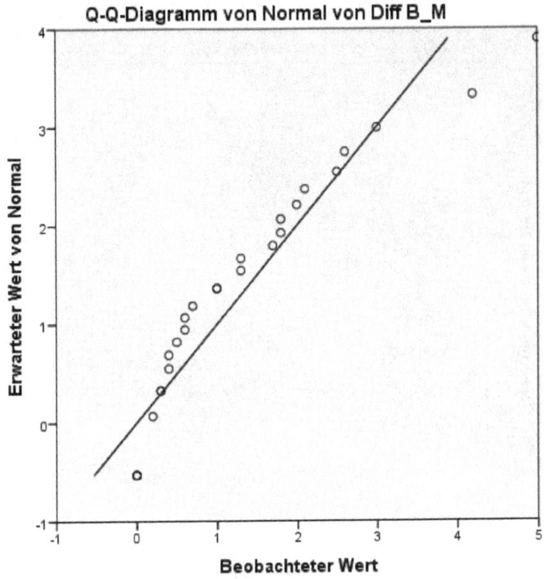

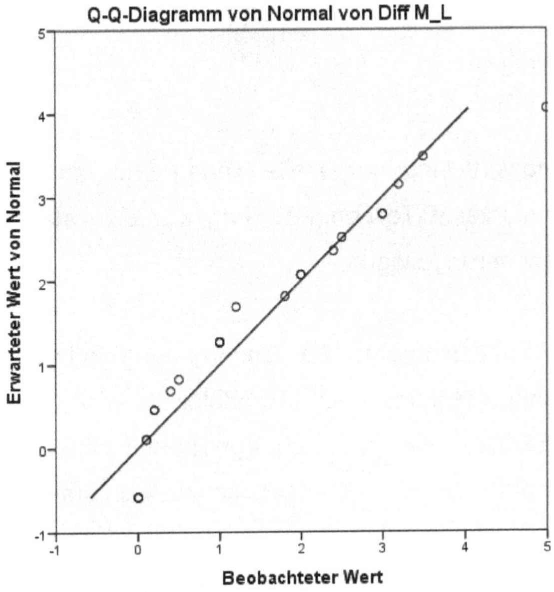

Abb. 8: Darstellung der Q-Q-Diagramme der VAS-Differenzen der Untersuchungsstadien Teil 1 (eigene Darstellung)

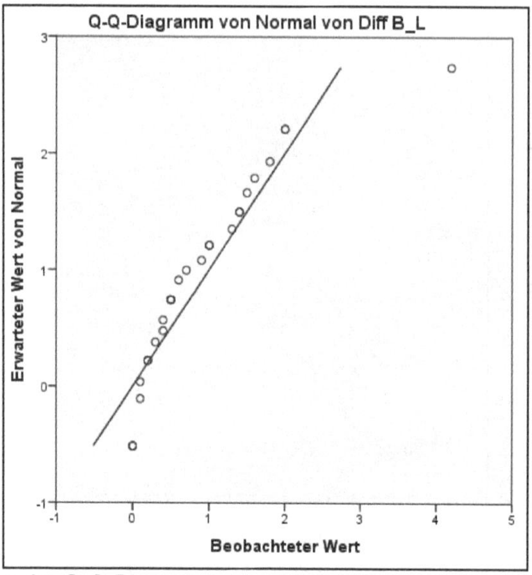

Abb. 9: Darstellung der Q-Q-Diagramme der VAS-Differenzen der Untersuchungsstadien Teil 2 (eigene Darstellung)

Da keine Normalverteilung der Werte vorlag und die zu analysierende Studienpopulation unter 30 Teilnehmer betrug, wurde zur statistischen Analyse der Wilcoxon-Test herangezogen.

Zwischen dem Schmerzscore der Baselineerhebung und dem Schmerzscore des Untersuchungsstadiums der Mandelölinhalation konnte bei der Auswertung der Daten kein statistisch signifikanter Unterschied festgestellt werden (z=1,25; p=0,21; n=27). Ebenfalls konnte kein statistisch signifikanter Unterschied zwischen dem Schmerzscore der Baselineerhebung und dem Schmerzscore des Untersuchungsstadiums der Lavendelölinhalation (z=-0,49; p=0,63; n=27) aufgezeigt werden. Auch zwischen den Untersuchungsstadien

Mandelölinhalation und Lavendelölinhalation zeigte sich kein statistisch signifikanter Unterschied im Schmerzscore (z=1,89; p=0,06; n=27).

Der Boxplot in Abbildung 9 zeigt eine weitere grafische Darstellung des Schmerzscores der einzelnen Untersuchungsstadien. Hier sind die Minimal- und Maximalwerte ersichtlich, sowie zwei Ausreißer, jeweils einer in der Baselineerhebung und einer während des Untersuchungsstadiums der Mandelölinhalation. Weiters sind die Mediane der einzelnen Untersuchungsstadien ersichtlich. Alle drei Boxen überschneiden sich, somit unterstreicht dies das Ergebnis, dass es keine signifikanten Unterschiede zwischen den Untersuchungsstadien im Schmerzscore gab.

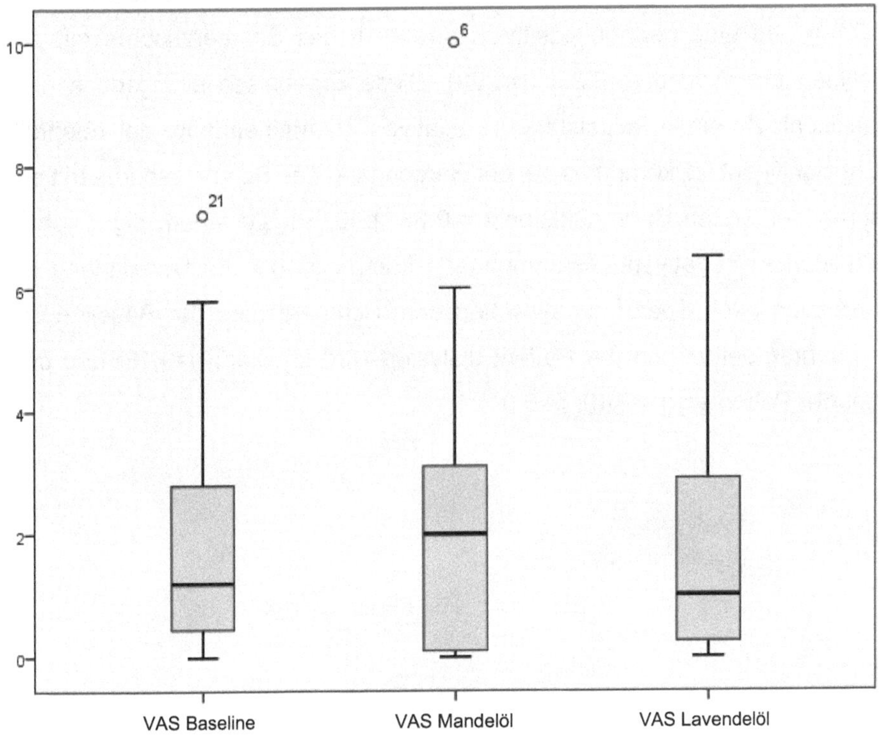

Abb. 10: Boxplot der einzelnen Untersuchungsstadien (eigene Darstellung)

5.5 Korrelationsanalyse

Im Anschluss an die statistische Analyse der Schmerzintensität wurde eine Korrelationsanalyse durchgeführt. Hierzu wurden die demographischen Daten, welche mindestens ein ordinales Datenniveau aufwiesen mit der Schmerzintensität der Baseline in Verbindung gesetzt, um herauszufinden, ob zwischen diesen beiden Parametern ein Zusammenhang besteht. Da die Fallzahl unter 30 Personen lag wurde die Korrelation nach Spearman zur Korrelationsanalyse herangezogen.

Es zeigte sich nach Berechnung der Korrelation nach Spearman eine geringe negative Korrelation des Schmerzscores mit der Kanülenstärke (r= -0,21; p=0,30) und eine geringe positive Korrelation des Schmerzscores mit den Dialysen pro Woche (r=0,21; p=0,29). Diese Ergebnisse sind jedoch nicht signifikant. Zu einem mittelstarken negativen Zusammenhang, der ebenfalls nicht signifikant ist, kommt es bei der Berechnung des Schmerzscores mit den Jahren der ersten Shuntpunktion (r=-0,33; p=0,09). Zu einem signifikanten mittelstarken negativen Zusammenhang kommt es bei der Berechnung der Korrelation nach Spearman zwischen dem Schmerzscore der Baseline und den Jahren seit denen der Patient dialysiert wird (r=-0,45; p=0,18) und dem Alter der Patienten (r=-0,40; p=0,04).

5.6 Zusammenfassung der Ergebnisse

Obwohl 41 Hämodialysepatienten rekrutiert werden konnten, wurde das Ziel, Daten von insgesamt 34 Probanden für die Analyse heranzuziehen, nicht erreicht. Insgesamt erfüllten nur 27 Patienten bis zum Studienende die Einschlusskriterien und lieferten auswertbare Daten. Dennoch weisen die beiden Gruppen eine Strukturgleichheit auf, denn sie unterscheiden sich nicht signifikant im Alter, Geschlecht, der Shuntlokalisation, Shuntart, Kanülenstärke, Dialysen pro Woche, Dialysedauer (Jahren) und Zeit der Shuntpunktion (Jahren). In den drei Untersuchungsstadien zeigte sich kein signifikanter Unterschied im Schmerzscore zwischen den Gruppen, somit konnte der Carry-over Effekt ausgeschlossen werden.

Der Schmerzscore, und somit die Schmerzintensität, wurde in allen drei Untersuchungsstadien mittels VAS erhoben. Beim Schmerzscore zeigte sich in der Baseline in Gruppe A ein VAS-Mittelwert von 1,69 (SD±1,99) Punkten, in Gruppe B von 2,05 Punkten (SD±2,07), was insgesamt einen VAS-Mittelwert von 1,89 Punkten (SD±2) zeigte. Im Untersuchungsstadium Mandelölinhalation zeigte sich in Gruppe A eine Schmerzintensität von 2,49 Punkten (SD±1,87) in Gruppe B von 2,34 Punkten (SD±2,82) was einen Gesamtpunktewert von VAS 2,41 (SD±2,4) ergab. Im Untersuchungsstadium Lavendelölinhalation gaben die Patienten der Gruppe A eine Schmerzintensität von VAS 1,38 Punkten (SD±1,37), Gruppe B von 1,93 Punkten (SD±1,8) und beide Gruppen zusammen ein VAS von 1,69 Punkten (SD±1,61) an. Der Median des Schmerzscores der Baseline betrug in Gruppe A 1,10 Punkte, in Gruppe B 1,70 Punkte und beide Gruppen zusammen 1,20 Punkte. Im Untersuchungsstadium der Mandelölinhalation betrug der Median in Gruppe A 2,75 Punkte, in Gruppe B 2,00 Punkte und gesamt 2,00 Punkte. Weiters betrug der Median im Untersuchungsstadium Lavendelölinhalation in der Gruppe A

1,00 Punkte, in Gruppe B 1,20 Punkte und beide Gruppen zusammen 1,00 Punkte.

Die Ergebnisse der einzelnen Untersuchungsstadien wiesen keine Normalverteilung auf. Die statistische Analyse der Daten mittels Wilcoxon-Test ergab keinen Unterschied zwischen der Baselineerhebung und der Erhebung unter Mandelölinhalation. Auch zwischen den Erhebungen Mandelölinhalation und Lavendelölinhalation sowie Baselineerhebung und der Erhebung Lavendelölinhalation kam es zu keinem statistisch signifikanten Unterschied im Schmerzscore.

Bei der Korrelationsanalyse zeigte sich eine geringe negative Korrelation des Schmerzscores der Baseline mit der Kanülenstärke und eine geringe positive Korrelation des Schmerzscores mit den Dialysen pro Woche. Ein mittelstarker negativer Zusammenhang zeigte sich zwischen dem Schmerzcore der Baseline mit den Jahren der ersten Shuntpunktion, wobei diese Ergebnisse nicht signifikant sind. Ein signifikanter negativer mittelstarker Zusammenhang wurde zwischen dem Schmerzscore der Baseline mit dem Alter der Patienten sowie dem Schmerzscore der Baseline und der Dialysedauer (Jahre) festgestellt.

6 Diskussion

Das Ziel dieser Arbeit war den Effekt der präventiven Lavendelölinhalation auf das Schmerzempfinden während der Shuntpunktion bei Hämodialysepatienten zu untersuchen.

Die vorliegende Studie konnte keine signifikante Reduktion im Schmerzempfinden bei der Shuntpunktion durch die präventive Lavendelölinhalation bei Hämodialysepatienten aufzeigen. Jedoch war ein signifikanter negativer mittelstarker Zusammenhang des Schmerzscores mit dem Alter der Patienten, sowie der Dialysedauer (Jahre) zu beobachten.

Akuter Schmerz tritt als Reaktion auf ein Gewebstrauma auf und beinhaltet die sensorische Wahrnehmung, welche von starken Emotionen begleitet wird (Chapman & Nakamura, 1999). Mehr als die Hälfte der Hämodialysepatienten empfinden während der Shuntpunktion Schmerzen. Trotzdem verwenden nur etwas mehr als drei Prozent der Patienten eine anästhesierende Creme vor der Punktion (Kaza et al., 2014). Für Patienten stellen Schmerzen während der Shuntpunktion ein großes Problem dar (Kaza et al., 2014). So können diese Schmerzen bei Hämodialysepatienten Angst auslösen (McLaughlin et al., 2003), zu Depressionen und somit zu einer Verringerung der Lebensqualität führen (Harris et al., 2012), oder sie dazu veranlassen, die Hämodialyse aufzugeben (Quinn et al., 2008). Aromapflege kann hier eine leicht anzuwendende, günstige und nicht invasive komplementäre Methode darstellen, um diese Schmerzen zu reduzieren (Aliasgharpour et al., 2016).

Die vorliegende Arbeit konnte die Alternativhypothese nicht bestätigen, somit zeigt sich hier keine signifikante Wirkung der Lavendelölinhalation auf den Schmerz bei der Shuntpunktion, welcher mittels VAS erhoben wurde. Die

Literatur bestätigt dieses Ergebnis nicht, denn Aliasgharpour et al. (2016) und Bahgeri-Nesam et al. (2014) zeigten in ihren Studien eine Reduktion der Schmerzen bei der Shuntpunktion durch die Inhalation von Lavendelöl auf. Beide Studien weisen keine Unterschiede in der Art der Anwendung, der Schmerzskala, der Dauer der Inhalation, der Konzentration und der Menge des ätherischen Öls sowie der Entfernung zwischen Tupfer und Patientennase, zur vorliegenden Studie auf. Jedoch unterschieden sie sich im Studiendesign. So handelte es sich bei Aliasgharpour et al. (2016) um eine pre-post-quasiexperimentielle klinische Studie und bei Bagheri-Nesam et al. (2014) um eine randomisierte kontrollierte Studie. Ebenfalls eine Cross-over Studie führten Ghods et al. (2015) durch, wobei hier Unterschiede in der Durchführung, verglichen zur vorliegenden Studie, in der Art der Anwendung, der Konzentration und der Menge des Lavendelöls, sowie der Schmerzskala auftreten. Ebenso unterscheidet sich die Dauer der Wash-out Phasen. Ghods et al. (2015) hielten eine Wash-out Phase von 72 Stunden ein, wobei in der vorliegenden Studie mindestens 48 Stunden zwischengeschalten waren. Der Carry-over Effekt kann dennoch ausgeschlossen werden, da zwischen den Gruppen kein signifikanter Unterschied im Schmerzscore der einzelnen Behandlungsperioden aufgetreten ist. Somit zeigt sich die Wash-out Phase von 48 Stunden als ausreichend. Gemeinsamkeiten können in der Dauer der Anwendung und dem Studiendesign aufgezeigt werden. Auch die errechnete Stichprobenanzahl von 34 Probenden stimmt mit der vorliegenden Studie überein.

Auch weitere Studien können das Ergebnis der vorliegenden Studie nicht bestätigen. So zeigt die Lavendelölinhalation bereits bei geringen Konzentrationen von 1%igem (Karaman et al., 2016) und 2%igem Lavendelöl (Bikmoadi et al., 2016; Kim et al., 2011) sowohl bei Erwachsenen (Ezgi & Ozdemir, 2017; Karaman et al., 2016; Kim et al., 2011) als auch bei Kindern (Bikmoadi et al., 2016) eine signifikant schmerzreduzierende Wirkung bei einer Punktion.

Ebenso weist die Lavendelölinhalation bei akuten Schmerzen, wie der postoperativen Schmerzsymptomatik nach einem chirurgischen Eingriff eine schmerzreduzierende Wirkung auf (Gorji et al., 2015; Olapour et al., 2013; Hadi & Hanid, 2011; Kim et al., 2007; Kim et al., 2006). Darüber hinaus kann die Lavendelölinhalation auch bei der postoperativen Entfernung der Thoraxdrainage (Hasanzadeh et al., 2016) und des Blasenverweilkatheters (Yu & Seol, 2017) zur Schmerzreduktion herangezogen werden. Nur bei Salamati et al. (2014) konnte kein positiver Effekt auf die postoperative Schmerzsymptomatik durch die Lavendelölinhalation festgestellt werden.

Ghods et al. (2015) beschrieben eine negative Korrelation von der Schmerzintensität bei der Shuntpunktion mit der Dauer der Jahre, die die Patienten bereits dialysiert wurden. Weitere Studien beschreiben ebenfalls stärkere Schmerzen, wenn Patienten die Hämodialyse beginnen (Wilson & Harwood, 2017). So treten Schmerzen bei der Shuntpunktion im ersten Jahr der Hämodialysebehandlung deutlich häufiger auf als in dem darauffolgenden Jahr (Aitken et al., 2013). Dieses Ergebnis kann mit der vorliegenden Studie bestätigt werden, da ein signifikant negativer, mittelstarker Zusammenhang der Schmerzintensität in Bezug auf die Dauer der Jahren an denen der Patient bereits dialysiert wurde vorliegt. Ebenfalls zeigt sich ein negativer mittelstarker Zusammenhang zwischen der Schmerzintensität und dem Alter der Patienten.

Das bedeutet, je älter der Patient und je länger er an der Hämodialyse ist, desto geringer sind die Schmerzen während der Shuntpunktion. Da Silva et al. (2016) bestätigten dieses Ergebnis allerdings nicht. In ihrer Studie gab es keinen Zusammenhang zwischen der Schmerzstärke und der Länge der Dialysepflichtigkeit (da Silva et al., 2016).

Wenn die Funktion der Niere beeinträchtigt ist, muss die verlorengegangene Funktion durch eine Nierenersatztherapie ersetzt werden (Brock et al., 2014, S. 234). Die Hämodialyse stellt hier die, am häufigsten angewandte Methode dar (Pippas et al., 2017). Die Anzahl der Hämodialysepatienten ist in den letzten zehn Jahren stetig gestiegen, wobei knapp zwei Drittel dieser Patienten regelmäßig punktiert werden müssen, da sie über einen Shunt oder ein Kunststoffinterponat dialysiert werden (Kramer, 2016). Vor allem zu Beginn der Hämodialyse ist zwar der permanente zentralvenöse Katheter eine punktionsfreie Alternative, er weist aber eine geringere Dialysequalität (Ethier et al., 2008) und fünfmal höhere Kosten auf, als eine arteriovenöse Fistel (Lee et al., 2002). Aus diesem Grund wird in der Literatur empfohlen, über eine arteriovenöse Fistel zu dialysieren (Astor, 2005), bei dieser mindestens eine Punktion vor jeder Dialysebehandlung notwendig ist (Nowack et al., 2009, S. 62). Die Shuntpunktion kann auf drei unterschiedliche Arten erfolgen, der Strickleiterpunktion, der Arealpunktion und der Knopflochpunktion. Bei der vorliegenden Studie wurde diese nicht erhoben. Lediglich der Einstechwinkel und die Stärke der Kanülen wurde vorgegeben.

Durch das wiederholte Einreißen der Haut und das Durchstoßen der Gefäßwand entstehen erhebliche Schmerzen (Figueiredo et al., 2008; Montero et al., 2004), wodurch bei den Patienten Angst vor der Punktion entsteht (Wilson & Harwood, 2017; Taylor et al., 2016). Das biopsychosoziale Modell beschreibt ein ganzheitliches Krankheitsverständnis sowie die Beziehung zwischen Körper und Geist (Egger, 2005). Hier setzt die Aromapflege an, denn die ätherischen Öle wirken nicht allein auf die Symptome ein, sondern setzen an der Ursache der Funktionsstörung an und wirken auf den Körper, die Psyche und das Abwehrsystem gleichermaßen stärkend (Steflitsch et al., 2013, S. 9). Das Lavendelöl wirkt also nicht nur schmerzreduzierend, sondern wird auch bei Angst und Stress eingesetzt (Johnson et al., 2016) und wirkt so auf mehrere Systemebenen der Patienten ein. Aromapflege aktiviert die Selbstheilungskräfte des Körpers. Das limbische System und das vegetative Nervensystem werden beeinflusst und mit ihnen alle, unbewusst ablaufende Prozesse im Körper (Steflitsch et al., 2013, S. 9). So können auch Angst und Stress, welche durch die Hämodialyse und der damit verbundenen Punktion entstehen (Wilson & Harwood, 2017; Taylor et al., 2016), durch die Lavendelölinhalation reduziert werden (Yayla & Ozdemir, 2017). Denn der moderate Zusammenhang zwischen Schmerz und Angst (Karaman et al., 2016) spiegelt das biopsychosoziale Modell wider, hier setzt die Aromapflege an. Als weiterer wichtiger Punkt ist die therapeutische Beziehung zu nennen (Dunning, 2005). Denn für eine erfolgreiche Shuntpunktion ist nicht nur die Technik wichtig, sondern auch die Beziehung zwischen den Patienten und der Pflegeperson (Wilson, 2017). Bei der vorliegenden Studie punktierten unterschiedliche Pflegepersonen die Patienten. Dadurch kann das Ergebnis beeinflusst werden, da die Patienten zu den unterschiedlichen Pflegepersonen eine unterschiedliche Beziehung pflegen. Dadurch wird nicht nur die Schmerzintensität (Wilson, 2017), sondern auch die Wirkung der Aromapflege, in diesem Fall der Lavendelölinhalation, durch diese Beziehung beeinflusst (Dunning, 2005). Ebenso muss die Pflegeperson, welche die Aromapflege anwendet, ein sachkundiger und kompetenter Praktiker sein (Dunning, 2005).

6.1 Methodische Würdigung und Limitationen

Die Probanden wussten zwar, dass die erste Inhalation als Baseline diente, jedoch wussten sie nicht, welches Öl auf die schmerzreduzierende Wirkung untersucht wurde. Während der Rekrutierungsphase unterzeichneten 41 Probanden die Einwilligungserklärung, wonach 14 Patienten aufgrund unterschiedlicher Gründen ausschieden. Die Drop-out Rate von 20% war somit in diesem Fall zu knapp bemessen. Der Selektions-Bias kann ausgeschlossen werden, da kein signifikanter Unterschied in den erhobenen demographischen Daten zwischen den einzelnen Gruppen besteht.

Bei den Probanden handelt es sich um Personen aus unterschiedlichsten Kulturkreisen, was aber auch gleichzeitig die Limitation beinhaltet, dass diese Studie nicht auf die europäische Bevölkerung umgelegt werden kann. Patienten, die eine anästhesierende Creme, Gel oder Spray vor der Shuntpunktion verwendeten und nicht bereit waren, diese für die Untersuchungstage zu pausieren, wurden ausgeschlossen, dies wären jedoch die Patienten, die starke Schmerzen bei der Shuntpunktion haben und wo die Lavendelölinhalation in weiterer Folge zur Anwendung kommen könnte.

Da Lavendelöl einen typischen Geruch aufweist und Mandelöl nahezu geruchlos ist, war es nicht möglich, die Probanden zu verblinden, wodurch ein Performance Bias und der Placeboeffekt vorliegen können. Weiters konnten die errechnete Teilnehmeranzahl von 34 Probanden nicht erreicht werden. Einige Probanden gaben bereits bei der Baselineerhebung keine Schmerzen an, dies hätte ein Ausschlusskriterium darstellen sollen, da dadurch das Ergebnis beeinflusst werden kann. Jede Pflegeperson konnte bei jedem Patienten selbst die Wahl treffen, mit welcher Kanüle sie die Shuntpunktion durchführte. Die Stärke der Kanüle der einzelnen Patienten war zwar vorgegeben, jedoch konnte jede Pflegeperson frei wählen, von welchem

Unternehmen sie die Kanüle wählt. Da unterschiedliche Kanülen unterschiedlich geschliffen sein können, könnte dies ebenfalls einen Einfluss auf das Schmerzempfinden der Patienten eine Auswirkung haben. Da in den einzelnen Untersuchungsstadien die Patienten von unterschiedlichen Pflegepersonen punktiert wurden, war es möglich, dass ein Patient mit Kanülen von verschiedenen Unternehmen in den unterschiedlichen Untersuchungsstadien punktiert wurde. So kann auch die therapeutische Beziehung der einzelnen Pflegepersonen zu den einzelnen Patienten einen Einfluss auf die Schmerzintensität haben und dadurch das Ergebnis beeinflussen (Wilson, 2017).

Die vorliegende Studie eruierte in jeder Behandlungsperiode einen einzelnen Messwert. Aliasgharpour et al. (2016) führten in jeder Behandlungsperiode drei Messungen durch. Es kam zu einem signifikanten Unterschied im Schmerzscore zwischen der ersten und der dritten Messung nach der Lavendelölinhalation. Dadurch zeigte sich, dass nicht nur unterschiedliche Patienten bei gleichen Eingriffen unterschiedlich starke Schmerzen spüren (Melazack & Wall, 1965), sondern auch die gleichen Patienten bei gleichen Eingriffen zu unterschiedlichen Zeitpunkten unterschiedlich starke Schmerzen verspüren (Aliasgharpour et al., 2016). Denn die Gate Control Theorie besagt, dass der Körper über ein eigenes Schmerzhemmsystem verfügt, das individuell und situationsabhängig ist (Melzack & Wall, 1965).

6.2 Handlungsempfehlungen für weitere Studien

Für weitere Forschungsarbeiten werden nachfolgende Änderungen in der Durchführung empfohlen. Da zwischen den einzelnen Punktionen der Schmerzscore trotz der gleichen punktierenden Pflegeperson, sehr unterschiedlich sein kann, sollten pro Untersuchungsstadium mindestens drei Erhebungen durchgeführt werden, um anschließend die Mittelwerte der erhobenen VAS Punkte zu vergleichen. Als zusätzliches Einschlusskriterium sollten Patienten, welche einen durchschnittlichen Schmerzscore von mehr als drei Punkte auf der VAS bei der Baselineerhebung angeben, hinzugefügt werden. Somit werden Patienten, welche Schmerzen von VAS drei oder weniger angeben, von der Studie ausgeschlossen. Weiters wäre es wichtig, dass pro Patient eine Pflegeperson punktiert, um die zwischenmenschlichen Einflussfaktoren gering zu halten. Generell sollten so wenige Pflegepersonen wie möglich die Untersuchung durchführen, diese aber gut geschult werden.

7 Schlussfolgerung

Die Studienergebnisse zeigten keine schmerzreduzierende Wirkung der Lavendelölinhalation bei der Shuntpunktion bei Hämodialysepatienten. Jedoch konnte ein negativer mittelstarker Zusammenhang zwischen Schmerzscore und Alter der Patienten, sowie zwischen dem Schmerzscore und der Dialysedauer (Jahre) festgestellt werden. Aufgrund der geringen Stichprobe muss das Ergebnis jedoch kritisch betrachtet werden.

Aromapflege, im speziellen Lavendelöl, wirkt auf unterschiedlichen Ebenen auf den menschlichen Körper ein und könnte so dem Schmerz sowohl auf der physischen als auch der psychischen Ebene, entgegen wirken. Weitere Forschung auf diesem Gebiet, vor allem in westlichen Ländern, ist absolut angezeigt, da die Aromapflege eine leicht und schnell anzuwendende, kostengünstige, schnell wirksame und von den Pflegepersonen selbstständig durchführbare komplementäre Methode darstellt um Schmerzen bei der Shuntpunktion lindern zu können. Dies könnte zur Steigerung der Pflegequalität beitragen und im weiteren Sinn zu einer Verbesserung der Lebensqualität der Patienten führen.

8 Literaturverzeichnis

Ackerman, C.J., & Turkoski, B. (2000). Using Guided Imagery to Reduce Pain and Anxiety. *Home Healthcare Nurse*, 18 (8), 524-531.

Aitken, E., McLellan, A., Glen, J., Serpell, M., Mactier, R., & Clancy, M. (2013). Pain resulting from arteriovenous fistulae: prevalence and impact. *Clinical Nephrology*, 80 (5), 328–333.

Aliasgharpour, M., Abbaszadeh, R., Mohammedi, N., & Kazemnejad, A. (2016). Effect of lavender aromatherapy on the pain of arteriovenous fistula puncture in patients on hemodialysis. *Nursing Prctice Today,* 3 (1), 26-30.

Astor, B. C. (2005). Type of Vascular Access and Survival among Incident Hemodialysis Patients: The Choices for Healthy Outcomes in Caring for ESRD (CHOICE) Study. *Journal of the American Society of Nephrology*, 16 (5), 1449–1455.

Aun, C., Lam, Y. M., & Collett, B. (1986). Evaluation of the Use of Visual Analogue Scale in Chinese Patients. *Pain,* 25, 215-221.

Aydede, M. (2017). Defending the IASP Definition of Pain. *The Monist*, 100 (4), 1–31.

Bagheri-Nesami, M., Espahbodi, F., Nikkhah, A., Shorofi, S. A., & Charati, J. Y. (2014). The effects of lavender aromatherapy on pain following needle insertion into a fistula in hemosialysis patients. *Complementary Therapies in Clinical Practice,* 20 (1), 1-4.

Barocelli, E., Calcina, F., Chiavarini, M., Impicciatore, M., Bruni, R., Bianchi, A., & Ballabeni, V. (2004). Antinociceptive and Gastroprotective Effects of Inhaled and Orally Administered Lavandula hybrida Reverchon „Gosso“ Essential Oil. *Life Science,* 76, 213-223.

Bay, W. H., Van Cleef, S., & Owens, M. (1998). The hemodialysis access: Preferences and concerns of patients, dialysis nurses and technicians, and physicians. *American Journal of Nephrology*, 18 (5), 379–383.

Bikmoadi, A., Khaleghverdi, M., Seddighi, I., Moradkhani, S., Soltanian, A., & Cherghi, F. (2017). Effect of inhalation aromatherapy with lavender essence pain associated with intravenous catheter insertion in preschool children: A quasi-experimental study. *Complementary Therapies in Clinical Practice,* 28, 85-91.

Bouya, S., Ahmadidarehsima, S., Badakhsh, M., Balouchi, A., & Koochakzai, M. (2018). Effect of aromatherapy interventions on hemodialysis complications: A systematic review. *Complementary Therapies in Clinical Practice*, 32, 130–138.

Brock, A., Kany, A., & Knipfer, E. (Hrsg.) (2014). *Handbuch Intensivpflege. Medizinische und pflegerische Grundlagen.* 1. Aufl. München: Urban & Fischer.

Brown, B. W. (1980). Statistical controversies in the design of clinical trials-Some Personal Views. *Controlled Clinical Trials,* 1 (1), 13-27.

Brune, K., Beyer, A., & Schäfer, M. (Hrsg.) (2001). *Schmerz. Pathophysiologie – Pharmakologie - Therapie.* 1. Aufl. Berlin: Springer Verlag.

Buchbauer, G., & Jirovetz, L. (1994). Aromatherapy - Use of fragrances and essential oils as medicaments. *Flavour and Fragrance Journal*, 9 (5), 217–222.

Carr, E. C. J., Thomas, V. N., & Wilson-Barnet, J. (2005). Patient experiences of anxiety, depression and acute pain after surgery: A longitudinal perspective. *International Journal of Nursing Studies*, 42 (5), 521–530.

Chapman, C. R., & Nakamura, Y. (1999). A Passion of the Soul: An Introduction to Pain for Consciousness Researchers. *Consciousness and Cognition*, 8 (4), 391–422.

Davison, S. N. (2003). Pain in Hemodialysis Patients: Prevalence, Cause, Severity, and Management. *American Journal of Kidney Diseases,* 42 (6), 1239-1247.

da Silva, O. M., Rigon, E., Corradi Dalazen, J. V., Bissoloti, A., & Rabelo-Silva, E. R. (2016). Pain during Arteriovenous Fistula Cannulation in Chronic Renal Patients on Hemodialysis. *Open Journal of Nursing*, 6 (12), 1028–1037.

Dean, M. (2004). Opioids in renal failure and dialysis patients. *Journal of Pain and Symptom Management*, 28 (5), 497–504.

Debone, M. C., Pedruncci, E. S. N., Candido, M. C. P., Marques, S., & Kusumota, L. (2017). Nursing diagnosis in older adults with chronic kidney disease on hemodialysis. *Revista Brasileira de Enfermagem*, 70 (4), 800–805.

Dhingra, R. K., Young, E. W., Hulbert-Shearon, T. E., Leavey, S. F., & Port, F. K. (2001). Type of vascular access and mortality in U.S. hemodialysis patients. *Kidney International*, 60 (4), 1443–1451.

Dixon, J. S. (1986). Agreement between horizontal and vertical visual analogue scales. *British Journal of Rheumatology,* 25, 415-416.

Dobetsberger, C., & Buchbauer, G. (2011). Actions of essential oils on the central nervous system: An updated review. *Flavour and Fragrance Journal*, 26 (5), 300–316. doi: 10.1002/ffj.2045.

Dorner, T. E., Muckenhuber, J., Stronegger, W. J., Rsky, É., Gustorff, B., & Freidl, W. (2011). The impact of socio-economic status on pain and the perception of disability due to pain. *European Journal of Pain*, 15 (1), 103–109.

Dunning, T. (2005). Applying a quality use of medicines framework to using essential oils in nursing practice. *Complementary Therapies in Clinical Practice*, 11 (3), 172–181.

Engel, G. L. (1976). *Psychisches Verhalten in Gesundheit und Krankheit. Ein Lehrbuch für Ärzte, Psychologen und Studenten.* Bern: Hans Huber Verlag.

Egger, J. W. (2005). Das biopsychosoziale Krankheitsmodell. Grundzüge eines wissenschaftlich begründeten ganzheitlichen Verständnisses von Krankheit. *Psychologische Medizin*, 16 (2), 3–12.

Egger, J. W. (2008). Grundlagen der „Psychosomatik". Zur Anwendung des biopsychsozialen Krankheitsmodells in der Praxis. *Psychologische Medizin,* 19 (2), 12-22.

Ethier, J., Mendelssohn, D. C., Elder, S. J., Hasegawa, T., Akizawa, T., Akiba, T., Canaud, B. J., & Pisoni, R. L. (2008). Vascular access use and outcomes: An international perspective from the dialysis outcomes and practice patterns study. *Nephrology Dialysis Transplantation*, 23 (10), 3219–3226.

Evandri, M. G., Battinelli, L., Daniele, C., Mastrangelo, S., Bolle, P., & Mazzanti, G. (2005). The antimutagenic activity of Lavandula angustifolia (lavender) essential oil in the bacterial reverse mutation assay. *Food and Chemical Toxicology*, 43 (9), 1381–1387.

Faul, F., Erdfelder, E., Lang, A.-G., & Buchner, A. (2007). G*Power 3: A flexible statistical power analysis program for the social, behavioural, and biomedical sciences. *Behaviour Research Methods,* 39 (2), 175-191.

Figueiredo, A. E., Viegas, A., Monteiro, M., & Poli-De-Figueiredo, C. E. (2008). Research into pain perception with arteriovenous fistula (AVF) cannulation. *Journal of Renal Care*, 34 (4), 169–172.

Ganie, F. A., Lone, H., Dar, A. M., Lone, G. N., & Wani, M. L. (2013). Native Arterio-Venous fistula is the vascular access of choice for hemodialysis in end stage renal disease. *International Cardiovascular Research Journal*, 7 (2), 67–70.

Gedney, J. J., Glover, T. L., & Fillingim, R. B. (2004). Sensory and affective pain discrimination after inhalation of essential oils. *Psychosomatic Medicine*, 66 (4), 599–606.

Ghelardini, C., Galeotti, N., & Mazzanti, G. (2001). Local Anaesthetic Activity of Monoterpenes and Phenylpropanes of Essential Oils. *Journal of Medicinal Plant and Natural Product Research,* 67, 564-566.

Ghods, A. A., Hoseini-Abforosh, N. Ghorbandi, R., & Asgari, M. R. (2014). Effect of Lavender Inhalation on Pain Intensity during Insertion of Vascular Needles in Hemodialysis Patients. *Journal of Babol University of Medical Sciences,* 16 (10), 7-14.

Ghods, A. A., Abforosh, N. H., Ghorbani, R., & Asgari, M. A. (2015). The effect of topical application of lavender essential oil on the intensity of pain caused by the insertion of dialysis needles in hemodialysis patients: A randomized clinical trial. *Complementary Therapies in Medicine,* 23 (3), 325-330.

Global Burden of Disease Study 2013 Collaborators (2015). Global, regional, and national incidence, prevalence, and years lived with disability for 301 acute and chronic diseases and injuries in 188 countries, 1990-2013: a systematic analysis for the Global Burden of Disease Study 2013, *The Lancet,* 386(9995), 743-800.

Gorji, M. A.H., Mahdavi, A., Janati, Y., Illayi, E., Yazdani, J., Setareh, J., Azam, S., Panjaki, H., & Gorji, A. M. H. (2013). Physiological and Psychosocial Stressors Among Hemodialysis patients in Educational Hospitals of Northern Iran. *Journal of Palliative Care,* 19 (3), 166-169.

Gorji, M. A. H., Ashrastaghi, O. G., Habibi, V., Charati, J. Y., Ebrahimzadeh, M. A., & Ayasi, M. (2015). The Effectiveness of Lavender Essence on Sternotomy related Pain Intensity after Coronary Artery Bypass Grafting. *Advanced Biomedical Research*, 4 (127). doi: 10.4103/2277-9175.158050.

Guyatt, G. H., Townsend, M., Berman, L. B., & Keller, J. L. (1987). A Comparison of Likert and Visual Analogue Scales for Measuring Change in Function. *Journal of Chronic Diseases,* 40 (12), 1129-1133.

Hadi, N., & Hanid, A. A. (2011). Lavender Essence for post-cesarean Pain. *Pakistan Journal of Biological Sciences*, 14 (11), 664–667.

Hajhashemi, V., Ghannadi, A., & Sharif, B. (2003). Anti-inflammatory and Analgesic Properties of the Leaf Extracts and Essential Oil of Lavandula Angustifolia Mill. *Journal of Ethnopharmacology,* 89, 67-71.

Handwerker, H. O. (1999). *Einführung in die Pathophysiologie des Schmerzes.* Erlangen: Springer.

Harris, T.J., Nazir, R., Khetpal, P., Peterson, R. A., Chava, P., Patel, S. S., & Kimmel, P. L. (2012). Pain, sleep disturbance and survival in hemodialysis paitients. *Nephrology Dialysis Transplantation,* 27, 758-765.

Hasanzadeh, F., Kashouk, N. M., Amini, S., Asili, J., Emami, S. A., Vashani, H. B., & Sahebkar, A. (2016). The effect of cold application and lavender oil inhalation in cardiac surgery patients undergoing chest tube removal. *EXCLI Journal*, 15, 64–74.

Hill, N. R., Fatoba, S. T., Oke, J. L., Hirst, J. A., Callaghan, A. O., Lasserson, D. S., & Hobbs, F. D. R. (2016). Global Prevalence of Chronic Kidney Disease – A Systematic Review and Meta-Analysis. *Plos One*, 11 (7). doi:10.1371/journal.pone.0158765.

Jäger, W., Buchbauer, G., Jirovetz, L., & Fritzer, M. (1992). Percutaneous absorption of lavender oil from a massage oil. *Journal of the Society of Cosmetic Chemists,* 43, 49-54.

Jensen, M. P., Karoly, P., & Braver, S. (1986). The measurement of clinical pain intensity: a comparison of six methods. *Pain,* 27, 117-126.

Johnson, J. R., Rivatd, R. L., Griffin, K. H., Kolste, A. K., Joswiak, D., Kinney, M. E., & Dusek, J. A. (2016). The Effectiveness of Nurse-Delivered Aromatherapy in an Acute Care Setting. *Complementary Therapies in Medicine,* 25, 164-169.

Kafkia, T., Vehvilainen-Julkunen, K., Zyga, S., & Sapountzi-Krepia, D. (2018). Chonic Kidney Disease and Pain Perception. *International Journal of Caring Sciences,* 11 (1), 580-589.

Karaman, T., Karaman, S., Dogru, S., Tapar, H., Sahin, A., Suren, M., Arici, S., & Kaya, Z. (2016). Evaluating the efficacy of lavender aromatherapy on peripheral venous cannulation pain and anxiety: A prosoective, randomized study. *Complementary Therapies in Clinical Practice,* 23, 64-68.

Kaza, B. N. K., Sabi, K. A., Amekoudi, E. Y. M., Imangue, G., Badibanga, J., Tseevi, C. M., Wendkuuni, A. Y., B., Teuwafeu, D. G., Benghanem, M. G., & Ramdani, B. (2014). Pain during arterio-venous fistulla (AVF) cannulation. *American Joounal of Internal Medicine,* 2 (5), 87-89.

Kim, J. T., Ren, C. J., Fielding, G. A., Pitti, A., Kasumi, T., Wajda, M., Lebovits, A., & Bekker, A. (2007). Treatment with lavender aromatherapy in the post-anesthesia care unit reduces opioid requirements of morbidly obese patients undergoing laparoscopic adjustable gastric banding. *Obesity Surgery*, 17 (7), 920–925.

Kim, J. T., Wajda, M., Cuff, G., Serota, D., Schlame, M., Axelrod, D. M., Guth, A. A., & Bekker, A. Y. (2006). Evaluation of Aromatherapy in treating Postopertive Pain: Pilot Study. *Pain Practice*, 6 (4), 273–277.

Kim, S., Kim, H.-J., Yeo, J.-S., Hong, S.-J., Lee, J.-M., & Jeon, Y. (2011). The effect of lavender oil on stress, bispectral index values, and needle insertion pain in volunteers. *Journal of Alternative and Complementary Medicine*, 17 (9), 823–826.

Koller, M. M. (2014). *Statistik für Pflege- und Gesundheitsberufe.* Wien: Facultas.

Kramer, R. (2016). *Österreichisches Dialyse- und Transplantationsregister Nierenersatztherapie in Österreich Jahresbericht 2015.* http://www.nephro-zentren.at/index.htm (9.6.2017).

Kramer, A., Pippias, M., Noordzij, M., Stel, V. S., Afentakis, N., Ambühl, P. M., Andreusev, A. M., Fuster, E. A., Nonzon, F. E. A., Asberg, A., Barbullushi, M., Bonthuis, M., Caskey, F. J., de la Nuetz, P. C., Cernevskis, H., des Grottes, J.-M., Garneata, L. Golan, E., Hemmelder, M. H., Ioannou, K., Jarraya, F., Kolesnyk, M., Komissarov, K., Lassalle, M., Macario, F., Mhillo-Duran, B., de Franciso, A. L. M., Palsson, R., Pechter, Ü., Resic, H., Rutkowski, B., de Pablos, C. S., Seyahi, N., Ogrizovic, S. S., Roblero, M. F. S., Spustova, V., Stojceva-Taneva, O., Traynor, J., Massy, Z. A., & Jager, K. J. (2018). The European Renal Association – European Dialysis and Transplant Association (ERA-EDTA) Registry Annual Report 2015: A summary. *Clinical Kidney Journal*, 11 (1), 108–122.

Kremer, E., Atkinson, J. H., & Ignelzi, R. J. (1981). Measurement of Pain: Patient Prefernece does not confound Pain Mesasurement. *Pain,* 10, 241-248.

Kross, E., Berman, M. G., Mischel, W., Smith, E. E., & Wager, T. D. (2011). Social rejection shares somatosensory representations with physical pain. *Proceedings of the National Academy of Sciences*, 108 (15), 6270–6275.

Lakhan, S., Sheafer, H., & Tepper, D. (2016). The Effectiveness of Aromatherapy in Reducing Pain: A Systematic Review and Meta-Analysis. *Pain Research and Treatment,* 2016. doi: 10.1155/2016/8158693.

Loeser, J. D., Treede, R.-D. (2008). The Kyoto protocol of IASP Basic Pain terminology. *Pain.* 137, 473-477.

Lee, H., Manns, B., Taub, K., Ghali, W. A., Dean, S., Johnson, D., & Donaldson, C. (2002). Cost Analysis of Ongoing Care of Patients With End-Stage Renal Disease: The Impact of Dialysis Modality and Dialysis Access. *American Journal of Kidney Diseases,* 40 (3), 611-622.

Ma, A., Shroff, R., Hothi, D., Lopez, M. M., Veligratli, F., Calder, F., & Rees, L. (2013). A comparison of arteriovenous fistulas and central venous lines for long-term chronic haemodialysis. *Journal of the International Pediatric Nephrology Association,* 28, 321-326.

Mafara, K., Magarey, J., & Rasmussen, P. (2016). The lived experience of haemodialysis patents who have had a new arteriovenous fistula cannulated in a satellite unit. *Renal Society of Australasia Journal*, 12 (3), 88–92.

Malekshahi, F., Fallahi, S., Mohseni, M., & Almasian, M. (2017). Comparison of two topical medications, on pain relief due to fistula cannulation in hemodialysis patients. *Marmara Pharmaceutical Journal*, 21 (4), 1002–1009.

McLaughin, K., Manns, B., Mortis, G., Hons, R., & Taub, K. (2003). Why patients with ESRD do not select self-care dialysis as a treatment option. *American Journal of Kidney Diseases,* 41, 380-385.

Melzack, R., & Wall, P. D. (1965). Pain Mechanisms: A New Theory. *Science,* 150 (3699), 971-979.

Meßlinger, K. (2002). Physiologie und Pathophysiologie der Schmerzentstehung. *Manuelle Medizin*, 40 (1), 13–21.

Montero, R. C., Arellano, F. R., Abad, M. D., Gomez, A. M., & Galán, M. I. F. (2004). Pain Degree and Skin Damage During Arterio-Venous Fistula Puncture. *EDTNA ERCA Journal,* 30 (4), 208-212.

Myles, P. S., Troedel, S., Boquest, M., & Reeves, M. (1999). The pain visual analog scale: is it linear or nonlinear? *Anesthesia and Analgesia*, 89 (6), 1517–1520.

Nowack, R., Birck, R., & Weinreich, T. (2009). *Dialyse und Nephrologie für Fachpersonal.* 3. Aufl. Heidelberg: Springer Medizin Verlag.

Ogon, M., Krismer, M., Söllner, W., Kantner-Rumplmair, W., & Lampe, A. (1996). Chronic low back pain measurement with visual analogue scales in different settings. *Pain,* 64, 425-428.

Olapour, A., Behaeen, K., Akhondzadeh, R., Soltani, F., Al Sadat Razavi, F., & Bekhradi, R. (2013). The Effect of Inhalation of Aromatherapy Blend containing Lavender Essential Oil on Cesarean Postoperative Pain. *Anesthesiology and Pain Medicine*, 3(1), 203–207.

Pippas, M., Kramer, A., Noordzij, M., Afentakis, N., de la Torre, R. A., Ambühl, P. M., Madre, M. I. A., Monzón, F. A., Asberg, A., Bonthuis, M., Caamano, E. B., Bubic, I., Caskey, F. J., de la Nuez, P. C., Cernevskis, H., de los Angeles Garcia Bazaga, M., des Grottes, J.-M., Gonzáles, R. F., Ferrer-Alamar, M., Finne, P., Garneata, L., Golan, E., Heaf, J. G., Hemmelder, M. H., Idrizi, A., Ioannou, K., Jarraya, F., Kantaria, N., Kolesnyk, M., Kramer, R., Lassalle, M., Lezaic, V. V., Lopot, F., Macario, F., Magaz, Á., de Francisco, A. L. M., Escobar, E. M., Castelao, A. M., Metcalfe, W., Alia, I. M., Nordio, M., Ots-Rosenberg, M., Palsson, R., Ratkovic, M., Resic, H., Rutkowski, B., de Pablos, C. S., Seyahi, N., Roblero, M. F., Spustova, V., Stas, K. F. J., Stendahl, M. E., Stojceva-Taneva, O., Vazelov, E., Ziginskiene, E., Massy, Z., Jager, K. J., & Stel, V. S. (2016). The European Renal Associaltion – European Dialysis and Transplant Association Registry Annual Report 2014: a summery. *Clinical Kidney Journal,* 2017, 1-16.

Ponce de Leon, S., Lara-Munoz, C., Feinstein, A. R. & Wells, C. K. (2004). A Comparison of Three Rating Scales for Measuring Subjective Phenomena in Clinical Research. II. Use of Experimentally Controlled Visual Stimulli. *Archives of Medical Research*, 35 (2), 157-162.

Price, D. D., McGrath, P. A., Rafii, A., & Buckingham, B. (1983). The Validation of Visual Analogue Scale as Ratio Scale Measures for Chronic and Experimental Pain. *Pain,* 17 (1), 45-56.

Price, S., & Price, L. (2007). *Aromatherapy for Health Professionals.* 3. Aufl. Philadelphia: Elvesier.

Quinn, R. R., Lamping, D. L., Lok, C. E., Meyer, R. A., Hiller, J. A., Lee, J., Richardson, E. P., Kiss, A., & Oliver, M. J. (2008). The Vascular Access Questionnaire: assessing patient-reported views of vascular access. *The Journal of Vascular Access,* 9 (2), 122-128.

Salamati, A., Mashouf, S., Sahbaei, F., Mojab, F., & Mojab, F. (2014). Effects of inhalation of lavender essential oil on Open-Heart surgery pain. *Iranian Journal of Pharmaceutical Research*, 13 (4), 1257–1261.

Schmidt, S. (2016). *Expertenstandards in der Pflege – eine Gebrauchsanleitung.* Ladenburg: Springer-Verlag Berlin Heidelberg.

Schumacher, M., & Schlugen, G. (2008). *Methodik klinischer Studien. Methodische Grundlagen der Planung, Durchführung und Auswertung.* 3. Aufl. Heidelberg: Springer Verlag.

Scott, J., & Huskisson, E. C. (1979). Vertical or horizontal visual analogue scales. *Annals of the Rheumatic Diseases,* 38, 560.

Smyth, W., Hartig, V., & Manickam, V. (2013). Outcomes of buttonhole and rope-ladder cannulation techniques in a tropical renal service. *Journal of Renal Care*, 39 (3), 157–165.

Statistik Austria (2018). Medizinische Leistungen 2016 nach Geschlecht und Kapitel des Leistungskatalogs. http://www.statistik.at/web_de/statistiken/menschen_und_gesellschaft/gesundheit/stationaere_aufenthalte/medizinische_leistungen/022015.html (19.7.2018).

Stea, S., Beraudi, A., & De Pasquale, D. (2014). Essential oils for complementary treatment of surgical patients: state of the art. *Evidence Based Complementary and Alternative Medicine*, 2014. doi: 10.1155/2014/726341.

Steflitsch, W., & Steflitsch M. (2008). Clinical Aromatherapy. *Journal of Men`s Helath,* 5 (1), 74-85.

Steflitsch, W., Wolz, D., & Buchbauer, G. (Hrgs.). (2013). *Aromatherapie in Wissenschaft und Praxis.* Wiggensbach: Stadelmann Verlag.

Subramanian, P., Ramasamy, S., Hoong, K., Chinna, K., & Rosli, R. (2014). Pain Experience and Satisfaction with Postoperaitve Pain Control among Surgical Patients. *International Jounal of Nursing Practice,* 22 (3). doi: 10.1111/ijn.12363.

Taylor, M. J., Hanson, C. S., Casey, J. R., Craig, J. C., Harris, D., & Tong, A. (2016). "You know your own fistula, it becomes a part of you"-Patient perspectives on vascular access: A semistructured interview study. *Hemodialysis International*, 20 (1), 5–14.

Tokmak, A., Kokanali, M. K., Güzel, A. I., Taşdemir, Ü., Akselim, B., & Yilmaz, N. (2015). The effect of preprocedure anxiety levels on postprocedure pain scores in women undergoing hysterosalpingography. *Journal of the Chinese Medical Association*, 78 (8), 481–485.

Van Loon, M. M., Goovaerts, T., Kessels, A. G. H., Van Der Sande, F. M., & Tordoir, J. H. M. (2010). Buttonhole needling of haemodialysis arteriovenous fistulae results in less complications and interventions compared to the rope-ladder technique. *Nephrology Dialysis Transplantation*, 25 (1), 225–230.

Wiesmann, M., Yousry, I., Herberger, E., Nolte, A., Ilmberger, J., Kobal, G., Yoursy, T. A., Kettenmann, B., & Naidich, T. P. (2001). Functional Magnetic Resonance Imaging of Human Olfaction. *Neuroimaging Clinics of North America,* 11 (2), 237-250.

Wilson, B. (2017). Outcomes for Successful Cannulation of the Arteriovenous Fistula: Perspectives from Patients on Hemodialysis. *Nephrology Nursing Journal*, 44 (5), 381–389.

Wilson, B., & Harwood, L. (2017). Outcomes for Successful Cannulation of the Arteriovenous Fistula: Perspectives from Patients on Hemodialysis. *Nephrology Nursing Journal,* 44 (5), 381-388.

Wright, S., Yelland, M., Heathcote, K., Ng, S. K., & Wright, G. (2009). Fear of needles: Nature and prevalence in general practice. *Australian Family Physician*, 38 (3), 172–176.

Yayla, E. M., & Ozdemir, L. (2017). Effect of Inhalation Aromatherapy on Procedural Pain and Anxiety After Needle Insertion Into an Implantable Central Venous Port Catheter. *Cancer Nursing*, 2017. doi: 10.1097/NCC.0000000000000551.

Yu, S. H., & Seol, G. H. (2017). Lavandula angustifolia Mill. Oil and Its Active Constituent Linalyl Acetate Alleviate Pain and Urinary Residual Sense after Colorectal Cancer Surgery: A Randomised Controlled Trial. *Evidence-Based Complementary and Alternative Medicine*, 2017. doi: 10.1155/2017/3954181.

9 Anhang

Anhang 1: Visuelle Analog Skala

Anhang 2: Datenerhebungsblatt

Anhang 1: visuelle analog Skala

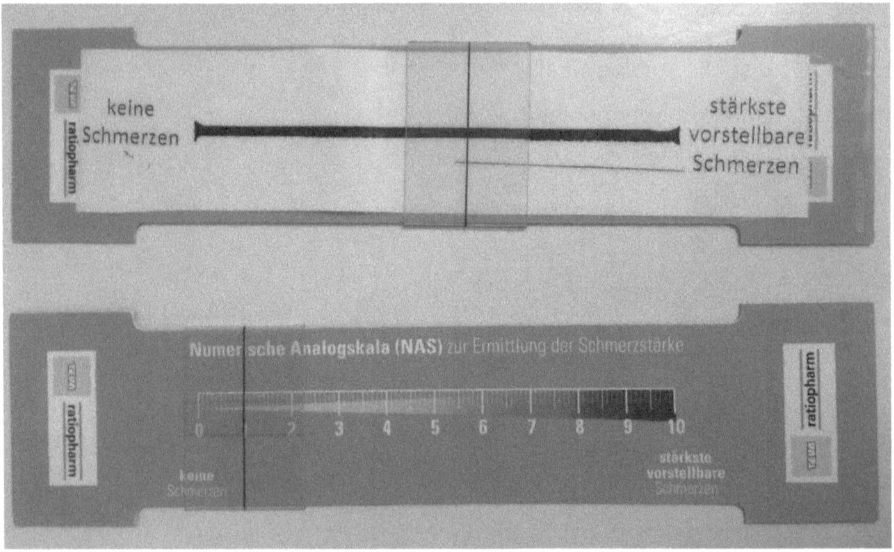

Bild entspricht nicht der Originalgröße

Anhang 2: Datenerhebungsblatt

Nr. ____

Datenerhebungsblatt

Name Patient: ____

Nr.____

Alter:	O ≤ 20	O 31-40	O 51-60	O 71-80
	O 21-30	O 41-50	O 61-70	O ≥ 81
Geschlecht:	O weiblich		O männlich	
Datum 1. HD:	______________________			
Datum 1. Shuntpunktion:	______________________			
Lokalisation Shunt:	______________________			
Verträglichkeitstest:	O keine Reaktion		O Reaktion	

Erste Messung: Datum: ______________________

VAS:	______________________		
Kanülenstärke:	O 15 G	O 16 G	O 17 G
Fehlpunktion 1. Kanüle:	O nein		O ja
Bedarfsschmerzmedikation in den letzten 6 Stunden:	O keine	O wenn ja, welche____________	

Zweite Messung: Datum:________________/ Öl Nr.:__________________

Inhalationsdauer:	______min__________sek		
VAS:	______________________		
Kanülenstärke:	O 15 G	O 16 G	O 17 G
Fehlpunktion 1. Kanüle:	O nein		O ja
Bedarfsschmerzmedikation in den letzten 6 Stunden:	O keine	O wenn ja, welche____________	

Dritte Messung: Datum:___________________/ Öl Nr.:___________________

Inhalationsdauer:	______min__________sek
VAS:	_______________________
Kanülenstärke:	O 15 G O 16 G O 17 G
Fehlpunktion 1. Kanüle:	O nein O ja
Bedarfsschmerzmedikation in den letzten 6 Stunden:	O keine O wenn ja, welche____________

MIX
Papier | Fördert gute Waldnutzung
FSC® C083411

Kolibri 360 GmbH
Ferdinand-Jühlke-Straße 7
99095 Erfurt, Deutschland
produktsicherheit@kolibri360.de

Druck:
CPI Druckdienstleistungen GmbH
im Auftrag der
Kolibri 360 GmbH
Ferdinand-Jühlke-Str. 7
99095 Erfurt